L'AVORTEMENT

DANS

L'ANTIQUITÉ

PAR

Le Docteur René MONPIN

L'AVORTEMENT PROVOQUÉ

DANS L'ANTIQUITÉ

L'AVORTEMENT PROVOQUÉ

DANS

L'ANTIQUITÉ

PAR

Le Docteur René MONPIN

PARIS

VIGOT FRÈRES, ÉDITEURS

23, RUE DE L'ÉCOLE-DE-MÉDECINE, 23

1918

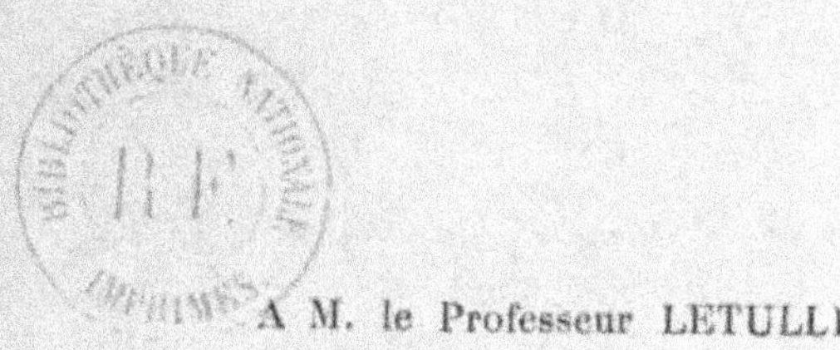

A M. le Professeur LETULLE

L'AVORTEMENT PROVOQUÉ

DANS L'ANTIQUITÉ

AVANT-PROPOS

Après la guerre actuelle le problème du nombre se posera avec une intensité qui dépassera celle déjà vive du passé. Tout récemment, à la Société Générale des Prisons, l'avortement criminel et sa répression étaient discutés par les plus éminents des hommes politiques, des juristes et des médecins.

Il convient certes de ne pas oublier que la lutte contre l'avortement provoqué s'adresse seulement au facteur *quantité* ; qu'il serait non moins important et opportun de songer au facteur *qualité*, et qu'il est, pour le perfectionner, des moyens plus faciles à réaliser et plus certains dans leurs résultats, que ceux mis en œuvre pour combattre l'avortement : combien de nos contemporains ignorent même la signification de ces mots *puériculture préconceptionnelle* (1) ! Dans nos campagnes,

---

1. Aristote (*Polit.*, L. IV, Ch. XIV, § 7) donne de sages conseils aux époux qui désirent procréer : « Il faut que les époux eux-mêmes fassent attention à ce que disent les médecins et les naturalistes sur la production des enfants : les médecins déterminent avec assez de précision les époques où le corps est le mieux disposé. »

plus encore que dans les villes, le mariage est un prétexte à s'enivrer collectivement ; il est suivi souvent d'une *conception alcoolique*. On est tenté de se réjouir d'un « accident », d'une fécondation antérieurs, qui ont amené le mariage ; il est vrai que l'impulsion sexuelle a pu résulter de l'éthylisme.

Le voyage de noces dans les classes aisées, cause de fatigues, est un non sens. Du haut en bas de la société, on néglige avant de procréer, les précautions les plus élémentaires appliquées journellement par les éleveurs.

Avons-nous en France des lois sérieuses contre l'alcoolisme ? Et pourtant, en faisant abstraction des influences électorales, il n'est pas difficile de supprimer ce facteur si important de morbidité ; que l'on songe à la transformation qu'avait amenée en Russie en 1914, l'oukase impérial supprimant la vodka !

La lutte contre la tuberculose est encore au stade embryonnaire ; même après décès, en vertu d'un individualisme mal compris, sa déclaration n'est pas obligatoire.

D'une façon générale l'hygiène est négligée ; au début de la vie surtout, à l'école, dans l'enseignement secondaire notamment. J'ai souvenir du temps, où pour être un vrai lycéen, il fallait avoir des cols sales et des mains noires !

Avant de réclamer plus de citoyens, il faudrait apprendre à les mieux faire, à les mieux élever, à les mieux conserver.

Je crois aussi que la lutte contre toutes pratiques anti-conceptionnelles, d'où résulte l'obligation de concevoir chaque fois que le hasard en décidera, rencontrera une opposition beaucoup plus grande parmi les hommes intelligents que l'application des lois répressives contre l'alcoolisme, ou celle de tous les arrêtés d'hygiène.

Puis, de nos jours, le problème de l'avortement, on l'a répété avec raison, est un problème moral. Avant de le poursuivre, faisons que la fille-mère ne soit plus un être diminué, déprécié, qui, toute sa vie, aura à souffrir de sa maternité. Les jurys, s'ils condamnent habituellement ceux qui procurent l'avortement, acquittent régulièrement l'avortée parce qu'ils sentent que celle-ci agit sous la pression des préjugés contemporains.

Toutes les sévérités devraient être réservées aux femmes aisées qui, mariées, interrompent volontairement leur grossesse par crainte de la servitude de l'allaitement et de la maternité et pour que le nombre limité des enfants assure à ceux-ci une situation qu'ils n'auront pas à faire.

Ce n'est pas commettre une naïveté que de dire : pour diminuer l'avortement criminel, il faut que les femmes ne se fassent plus avorter.

Je ne puis pas ne pas citer les paroles que prononçait à la séance du 23 mai 1917, à la Société des Prisons, M. le Professeur Lepage :

« Bien que je sois de ceux qui, après plusieurs de mes collègues accoucheurs, aient tiré la cloche d'alarme pour signaler le nombre et le danger croissant des avortements criminels, je crains que les mesures répressives n'aient ni l'importance ni l'efficacité qu'on semble leur accorder ; aussi, suis-je d'avis qu'il n'est pas nécessaire de discuter trop longtemps les questions de répression pénale.

« Au fond, quelle est la question qui nous préoccupe

tous ? C'est celle de la dépopulation. Or, l'avortement criminel ne contribue, que dans une mesure restreinte, à affaiblir le taux de la natalité.

« M. Morizot-Thibault a tout à l'heure donné le chiffre de 400.000 avortements annuels en France ! Je crois exagéré ce chiffre qui ne repose pas sur une statistique précise, pas plus d'ailleurs que celui de 150.000 à 200.000 qui me paraît se rapprocher davantage du chiffre réel. Qu'est ce nombre en comparaison de celui des enfants que chaque année les ménages français s'abstiennent volontairement de procréer, et qui dépasse certainement le million ! D'ailleurs, pour empêcher nombre de femmes de se faire avorter, la répression légale n'est qu'un des moyens à employer ; elle ne sera guère efficace, pour une catégorie de femmes qui, dans une situation aisée, sont devenue enceintes en dehors du foyer conjugal ou qui se refusent à une maternité même légale : elles sauront trouver le ou la complice complaisante qui leur donnera presque toute sécurité. Par contre, dans la clientèle hospitalière, un certain nombre de femmes ou mieux de filles-mères (domestiques, ouvrières, etc.) ne se feraient pas avorter si la société leur venait en aide d'une manière vraiment efficace pendant leur gestation et après leur accouchement. C'est pour cela qu'il faut multiplier les refuges-ouvroirs où les femmes enceintes puissent se cacher pendant leur grossesse et travailler sans fatigue. Il faut qu'après l'accouchement la femme, abandonnée par son amant, reçoive une allocation suffisante pour allaiter et élever son enfant, ou bien qu'elle soit admise pour un an dans un de ces refuges d'accouchées dont le Professeur Pinard a poursuivi le développement depuis le début de la guerre, et dans lesquels la femme pourrait, tout en élevant son enfant, amasser un petit pécule. Il faut enfin qu'après la cessation de l'allaitement la femme soit aidée pécuniairement par l'État pour élever son enfant.

« Ces mesures, ainsi que celles qui viendraient d'une manière sérieuse en aide aux familles nombreuses, empêcheraient certainement un certain nombre de femmes de se faire avorter. »

A la même séance, M. le Professeur Pinard prononçait ces belles paroles :

« Mon confrère Le Bec nous a dit que si la religion était plus répandue, il y aurait moins d'avortements. Je partage son opinion, mais il faut s'entendre sur le mot religion. Pour moi, la religion humaine, la religion de la notion sacrée de l'être humain, quelle que soit son origine, quelle que soit son infimité, la seule qui n'ait jamais fait couler ni sang ni larmes, est celle qui doit être répandue. Je la pratique et la professe depuis plus de quarante ans. Je lui obéis en demandant que l'être humain soit placé sous la sauvegarde de la société, dès que son existence est certaine. »

Je ne puis taire enfin cette réponse faite par M. Pinard, à la séance du 13 juin, réponse que l'on pourrait faire apprendre par cœur dans les classes élevées de nos lycées :

« Je veux répondre maintenant à mon ami M. Hennequin qui a dit en terminant sa communication : «Quand « donc serons-nous débarrassés des apôtres de la repro- « duction consciente!» Eh bien, Messieurs, j'avoue et je proclame que depuis bien longtemps, j'enseigne que la reproduction doit être consciente. J'ajoute que je veux aussi qu'elle soit éclairée et responsable.

« En agissant ainsi, je sais que je me heurte à une tradition séculaire et que je demande une révolution dans nos mœurs. Cela ne m'effraye ni ne me décourage, et plus que jamais je lutte pour la civilisation de l'instinct de la reproduction. Si l'on a, plus ou moins, civilisé l'instinct de la conservation de l'individu, l'on n'a rien fait, pour ainsi dire, en faveur de l'instinct de la conservation de l'espèce. Je veux, par une éducation spéciale, inspirer le respect sacré de l'enfant alors même qu'il n'existe qu'en rêve. M'inspirant de la religion de l'Humanité, je considère qu'il est nécessaire, indispensable, d'enseigner à tous les jeunes gens que l'acte de reproduction est l'acte le plus élevé, le plus sublime que l'homme puisse accomplir, et de lui en faire comprendre l'importance en même temps que la gravité de sa responsabilité...

« Il m'apparaît que tout en me déclarant ainsi l'apôtre de la procréation consciente et responsable, nul ne peut m'accuser de vouloir nuire à la natalité. »

Maintenant que l'on ne peut me reprocher de m'hypnotiser sur la lutte contre l'avortement, je n'en suis que plus à mon aise pour dire que la discussion reprendra plus vive et plus passionnée que jamais après la paix, et tenter d'en écrire la préface.

J'adresse ici un hommage de reconnaissance à mes maîtres des hôpitaux, MM. Brunon, Cerné, Jeanne, de Rouen ; MM. Mauclaire, Richardière, Claisse, Michel, de Paris ; MM. Demoulin, et Lenormand (Hôpital temporaire n° 30).

INTRODUCTION

Il n'existe pas d'ouvrage d'ensemble sur l'avortement
dans l'antiquité. Les thèses parues sur l'avortement, en
droit aussi bien qu'en médecine, sont des revues géné-
rales dans lesquelles l'historique occupe une faible place.
La thèse la plus complète, la seule médicale d'ailleurs,
qui à ma connaissance ait envisagé l'histoire de l'avortement, est celle de Léon Galliot, Lyon, 1884. Elle est
précédée d'une étude d'ensemble sur la famille, étude
logique pour saisir les raisons de l'avortement. Il est
contraire à la tendance de l'esprit humain de citer des
faits sans les comprendre, c'est-à-dire sans en donner
une explication : or les progrès de la sociologie, depuis
l'époque où écrivait Galliot sont importants, et les idées
qu'il émettait en 1884 n'ont plus cours aujourd'hui : il
nous semble irrationnel d'expliquer une attitude de primitifs, aussi bien que des rites de sauvages contemporains, par des raisonnements de civilisés. Je prends un
exemple : la couvade si fréquente dans l'Antiquité n'est,
écrit M. Galliot (p. 25), « qu'un reste de la puissance
matriarcale ; on dirait que le mari en parodiant le rôle
de la mère dans l'accouchement veut... conquérir ainsi
ses droits paternels ». J'imagine qu'à l'époque où la couvade a commencé à être pratiquée, le mâle ne recon-
naissait pour droits que la force (1), limitée par des

1. Ou plutôt des forces (musculaire, vitesse à la course) supérieures
aux siennes.

tabous; ils sont d'ailleurs nombreux : « πάντα θεῶν πλήρη ». « Toutes choses sont pleines de dieux », de dieux presque toujours jaloux, hostiles ; il importe de les calmer, parfois de ruser avec eux, de les tromper, de les aider (d'où la magie sympathique). Si le père s'alite et crie, lors de l'accouchement de sa femme, ce n'est pas pour affirmer, par la souffrance qu'il feint d'éprouver, ses droits de paternité, c'est parce que la parturiente est en état de moindre résistance (religieuse autant que physique), partant, plus apte à subir l'action nocive des esprits malins : on espère les détourner de la mère vers le père plus vigoureux, en leur faisant croire que c'est lui qui accouche (1).

L'étude de la famille chez les peuples anciens m'entraînerait trop loin ; je ne l'aborderai que là où elle pourra étayer des hypothèses sur l'avortement, quand les textes précis feront défaut.

J'ai ajouté des chapitres sur lesquels j'ai insisté particulièrement ; dans aucun ouvrage d'ensemble sur l'avortement je n'ai vu citer le Code d'Hammurapi, bien que tous les auteurs aient reproduit le passage de l'Exode qui lui est postérieur et paraît même en dériver ; la constatation ne peut d'ailleurs s'appliquer qu'aux ouvrages postérieurs à la traduction qu'a faite le P. Scheil de la loi d'Hammurapi.

Même remarque pour l'Apocalypse de saint Pierre.

Je prie MM. Salomon Reinach, Camille Jullian, Fossey, Gsell, Huart et Raymond Weill, d'agréer mes remerciements respectueux pour les conseils qu'ils ont bien voulu me donner.

---

1. Je n'affirme pas que mon explication soit la vraie ; mais je suis sûr que celle de Galliot est fausse.

CHAPITRE PREMIER

LA CHALDÉE. LES JUIFS

§ 1. — LE CODE D'HAMMURAPI

Hammurapi a été non pas le premier prince, mais le véritable fondateur d'une dynastie qui a assuré la suprématie de Babylone sur les autres États de la Chaldée. Jusqu'alors Ur, Erect, Sippara, Chalneh, se disputaient la suprématie. Hammurapi réunit toute la basse Chaldée sous un même sceptre et fonda cet empire qui devait durer près de deux mille ans et qui s'étendait à l'ouest depuis l'Arabie jusqu'à l'Asie-Mineure (1).

La mission archéologique envoyée en Perse, sous la direction de M. de Morgan, a trouvé dans ses fouilles de Suse un cylindre de diorite de deux mètres vingt-cinq de hauteur, portant un code gravé en caractère cunéiformes, publié par le Roi Hammurapi environ deux mille ans avant notre ère pour le temple de Sippar (actuellement ruine de Abou Habba, près Bagdad). Ce Code fait pour Babylone fut enlevé comme trophée vers — 1120 par le roi Élamite Santrouk-Nahhounte et transporté dans sa capitale.

Le Code que nous allons analyser rapidement est de beaucoup le plus ancien texte législatif connu. Moïse a

1. Philippe Berger, *Code d'Hammurapi*. E. Leroux, 1907.

vécu cinq siècles plus tard ; la loi de Gortyne n'est guère plus ancienne que le v° siècle ; quant à la loi de Manou, les indianistes paraissent aujourd'hui d'accord pour la placer tout au plus au xi° siècle ; la première rédaction du code chinois est de la même époque.

La pierre d'Hammurapi a été déchiffrée et traduite par le P. Scheil, le savant professeur d'Assyriologie à l'École des Hautes Études.

En tête de l'inscription est un bas relief représentant le dieu Samar, dieu des oracles et de la sagesse, instruisant Hammurapi et le roi écoutant avec docilité. La loi comprenait environ 280 articles ; il y a sur la pierre une lacune de quatre colonnes, soit environ 40 articles. Il reste donc près de 250 articles, qui, tous ont pu être déchiffrés et traduits.

« C'est un Code à la fois civil et criminel, où les matières se suivent non pas dans un ordre logique et systématique comme dans nos codes modernes, mais dans un arrangement assez arbitraire. Il prononce d'abord des peines contre les actes de sorcellerie, la comparution des témoins et la prévarication des juges ; il traite ensuite des diverses espèces de vol, de la condition des officiers et serviteurs du Roi et de la culture des terres, vergers, etc... Après la lacune que nous avons signalée viennent diverses dispositions relatives aux rapports entre négociants et commis, aux débits de boissons, aux dettes en général, aux poursuites à exercer contre les débiteurs et au contrat de dépôt. Le législateur passe de là sans transition à l'organisation de la famille, au mariage, à la dot, aux successions et à l'adoption. Il édicte ensuite un tarif des peines et ndemnités pour coups et blessures puis définit les droits et obligations des médecins, des architectes et des bateliers. Les 42 derniers articles traitent de tout ce qui concerne les animaux domestiques, le louage rural, les salaires des ouvriers et domestiques, enfin de la discipline, des esclaves.

« L'organisation judiciaire, la procédure civile et criminelle n'y sont décrites nulle part. On peut toutefois s'en faire une idée suffisante d'après les énonciations qui se rencontrent presque à chaque pas. Toute contestation devait être portée devant un tribunal non d'arbitres, mais de juges rendant des décisions exécutoires. Dans certains cas difficiles, on recourait à une ordalie.

« La partie de loi qui est relative à la constitution de la famille forme une série non interrompue de soixante-trois articles. Le mariage est un contrat dont il doit être dressé acte à peine de nullité. La future épouse est donnée par son père et reçoit généralement de lui un trousseau. Le futur époux lui constitue une dot. La monogamie est reconnue en principe en ce sens que nul ne peut avoir plus d'une femme légitime. Si celle-ci ne donne pas d'enfant à son mari, ce dernier peut prendre une concubine et l'introduire dans sa maison, mais sans lui donner un rang égal à celui de l'épouse. L'épouse peut aussi donner à son mari une servante ainsi que dans la Genèse Abraham reçoit Hagar des mains de Sara. Si cette servante donne le jour à des enfants, elle ne peut plus être vendue et le maître ne peut plus prendre de concubine ; mais si elle prétend être la rivale de sa maîtresse, on lui fait une marque au front et elle redevient simple servante. Si l'épouse légitime devient infirme, le mari peut en épouser une autre ; mais il ne peut renvoyer la première. Elle reste dans la maison

et le mari est obligé de l'entretenir tant qu'elle vit ;
toutefois s'il ne lui plaît pas de rester chez son mari,
elle peut partir en emportant son trousseau.

« L'épouse et la concubine peuvent être répudiées
lorsqu'elles n'ont pas donné le jour à des enfants. Si
la femme a une conduite désordonnée, si elle administre
mal la maison, et ruine son mari, il peut la citer en
justice. S'il dit : « Je la répudie », il la laisse aller son
chemin sans lui donner le prix de la répudiation. S'il
dit : « Je ne la répudie pas », il la garde chez lui comme
servante et peut épouser une autre femme. La femme
(épouse ou concubine) répudiée sans faute de sa part a
la garde de ses enfants et reste chargée de leur éducation. Elle reçoit une part d'enfant sur les biens de son
mari et peut épouser qui elle veut. La femme a aussi
le droit de répudiation, mais dans une mesure plus restreinte. Si elle dit à son mari : « Tu ne me posséderas
pas », le juge instruit l'affaire et décide. Si le mari est
réellement en faute, elle retourne chez son père en emportant son trousseau. Si, au contraire, les torts sont
du côté de la femme, elle est jetée à l'eau.

« Si l'épouse est surprise en flagrant délit d'adultère,
les deux coupables seront liés et jetés à l'eau, à moins
que le mari fasse grâce à la femme et le roi à son sujet.
Hors le cas de flagrant délit, la femme accusée d'adultère par son mari se justifie par son serment et peut
retourner dans la maison de son père. S'il court sur elle
de mauvais bruits, elle sera soumise à l'épreuve de l'eau.
La loi prend soin de dire que si la femme est violée
avant la consommation du mariage, le coupable est puni
de mort, mais la femme est acquittée. Lorsqu'un homme
a été emmené en captivité par l'ennemi, s'il est resté,

dans la maison, de quoi vivre, la femme ne peut aller demeurer ailleurs avec un autre homme; en ce cas, elle sera citée en justice et jetée à l'eau ; mais s'il n'est pas resté de quoi vivre dans la maison, elle n'est pas coupable en allant demeurer chez un autre homme. Si elle a des enfants de cette nouvelle union et que le mari revienne, elle retournera avec lui et laissera ses enfants à leur père.

« Enfin le dernier cas prévu est celui de l'abandon volontaire : si un homme quitte sa ville et s'enfuit, et, si lui parti, sa femme entre dans une autre maison, si cet homme revient et veut reprendre sa femme, celle-ci n'est pas obligée de retourner chez lui parce que c'est lui qui a quitté la ville et pris la fuite.

« Ici se présente une série de dispositions pénales prises en vue de conserver la paix et la moralité dans la famille. Nous avons déjà parlé de la punition de l'adultère de la femme. Il y a d'autres crimes que la loi prévoit à cette place. La femme qui a fait tuer son mari pour se donner à un autre homme est pendue. L'homme qui abuse de sa fille est chassé de la ville ; s'il dort avec la femme de son fils, il est lié et jeté à l'eau ; s'il commet le même acte avec la fiancée de son fils avant que le mariage convenu soit consommé, il paie à cette femme une demi-mine d'argent comme indemnité. En cas d'inceste d'un fils avec sa mère, les deux coupables sont jetés à l'eau.

« La puissance paternelle n'est pas absolue. Le père peut renier un de ses enfants, mais seulement sous le contrôle du juge. Le père peut assimiler à ses enfants légitimes, ceux qu'il a eus d'une servante en disant à ceux-ci : « Vous êtes mes enfants. »

« Chez les Babyloniens, la jeune fille pouvait être
donnée à un dieu, par exemple au dieu de Babylone
Marduk, au temple duquel elle restait attachée toute sa
vie. Elle pouvait aussi être vouée à la prostitution
publique, ou mise au service de quelque divinité comme
vierge ou hiérodule.

« Ainsi établie, elle ne pouvait pas avoir d'enfants,
mais elle était indépendante comme l'hétaïre athénienne
et jouissait de certains droits que la loi définit avec
soin.

« L'adoption d'un enfant en bas âge était très fréquente chez les Babyloniens ;... elle ne pouvait du reste
avoir lieu contre la volonté des père et mère naturels à
moins qu'il ne s'agit de l'enfant d'une personne à qui
il était interdit d'en avoir, c'est-à-dire d'une femme
publique ou de certains hôtes du palais du Roi.

« Les crimes et délits contre les personnes sont punis
de peines très sévères spécifiées par les articles 192 à
214.

« Si le fils d'un de ces hôtes de la maison du Roi auxquels il est interdit d'élever des enfants, ou le fils d'une
femme publique, dit à son père adoptif ou à sa mère
adoptive : « Tu n'es pas mon père, tu n'es pas ma mère »,
on lui coupera la langue ; si connaissant la maison de
son père il y retourne, dédaignant ses parents adoptifs,
on lui crèvera les yeux. Si un enfant confié à une nourrice meurt entre les mains de celle-ci, elle ne peut nourrir un autre enfant sans la permission des père et
mère de l'enfant mort. Si elle le fait, on lui coupera les
seins (1). »

1. Dareste, *Jour. des Savants*, 1902.

Nous arrivons aux articles 209 à 214 qui nous intéressent tout particulièrement et que je reproduis.

§ 209

Si un homme a frappé une fille d'homme libre et a fait tomber son intérieur (avorter) il paiera pour son fruit dix sicles d'argent.

§ 210

Si cette femme meurt on tuera la fille (de l'agresseur).

§ 211

S'il s'agit d'une fille de mouchkînou, dont il a fait tomber, par ses coups, l'intérieur, il paiera cinq sicles d'argent.

§ 212

Si cette femme meurt, il paiera une demi-mine d'argent

§ 213

S'il a frappé une esclave d'un homme libre et a fait tomber son intérieur, il paiera deux sicles d'argent.

§ 214

Si cette esclave meurt, il paiera un tiers de mine d'argent.

La pièce d'argent dont il est question remplace la monnaie proprement dite qui n'existait pas à Babylone. Le poids unité était la mine qui valait environ 500 gr. Le sicle était le soixantième de la mine, et soixante mines faisaient un talent.

Le substantif Mouchkînou désigne, selon le P. Scheil, une classe mal définie de citoyens privilégiés dans leurs biens, non dans leur personne. Johns croit, au contraire, qu'il s'agit du pauvre ; Winckler, d'une sorte d'affranchi et F. Martin, d'un homme lige ou serf.

Avant de discuter ces articles de loi relatifs à l'avortement, examinons le texte de l'Exode.

§ II. — LA LOI MOSAIQUE

« La loi Mosaïque s'ouvre par le Décalogue qui forme un bloc à part, puis vient un petit code archaïque qui fait immédiatement suite au Décalogue, dont il est comme la paraphrase, et qui remplit deux ou trois chapitres de l'Exode. C'est le Livre de l'Alliance intercalé dans le récit Jéhoviste (1) et qui forme la partie la plus ancienne de la loi. Puis vient le Deutéronome qui est à lui seul un code complet d'un caractère très tranché et dont le noyau correspond, d'après l'opinion généralement reçue, à peu près à l'époque de la réforme du Roi Josias, environ six cents ans avant notre ère. Enfin, entre le Livre de l'Alliance et le Deutéronome vient se placer le Code Sacerdotal, empreint d'un caractère rituel et ecclésiastique qui daterait du retour de la Captivité (2). »

On sait qu'il existe deux traductions du Pentateuque et des autres livres qui composent avec lui le canon juif dont la Synagogue, vers le 1er siècle avant notre ère, possédait le texte hébreu. La première est celle des

1. Depuis longtemps on s'est aperçu que les cinq Livres de Moïse se composent d'écrits de sources et de dates très diverses qui ont été juxtaposés et soudés ensemble. On a désigné les deux principaux sous le nom de Jéhoviste et Elohiste, d'après le mot dont leurs auteurs se servent pour appeler la divinité. Une troisième source très distincte est formée par le Livre du Deutéronome.

2. P. Berger, *Conférence au Musée Guimet*, 1907.

Septante, traduction faite en grec, vers — 150, à l'usage des juifs d'Egypte qui ignoraient l'hébreu ; c'est sous cette forme que les livres de l'Ancien Testament sont ordinairement cités dans les Evangiles. La deuxième est dite Vulgate, traduction de la Bible en latin, fixée vers + 400 et constituant le canon de l'Eglise romaine. Voici le texte de l'Exode relatif à l'avortement (ch. XXI-V, 22-23).

1° Version des Septante.

« Si litigabunt duo viri et percusserint mulierem prœgnantem et exierit infans ejus nundum formatus, detrimentum patietur, quantum indixerit vir mulieris et dabit cum postulatione. »

2° Vulgate.

« Si rixati fuerint duo viri, et percusserit quis mulierem prœgnantem et abortivum quidem fecerit, sed ipsa vixerit, subjacebit damno quantum maritus mulieris expetiverit et arbitri judicaverint. Sin autem mors ejus fuerit subsecuta, reddet animam pro anima, etc... »

« Si des hommes se querellent et qu'ils heurtent une femme enceinte et la fassent accoucher sans autre accident, ils seront punis d'une amende imposée par le mari de la femme qu'ils paieront devant les juges, mais s'il y a eu accident : « Tu donneras vie pour vie, œil pour œil, dent pour dent, main pour main.... »

Notons, dès maintenant que la différence entre les deux versions réside surtout dans la distinction par la Vulgate, du fœtus formé et du fœtus non encore formé, distinction d'origine grecque, ajoutée tardivement, que nous retrouverons plusieurs fois et sur laquelle nous reviendrons.

En dehors de ce passage, il n'existe absolument rien dans l'Ancien Testament qui se rapporte à l'avortement, bien que nous y trouvions de nombreux renseignements sur la famille. Comme le Code d'Hammurapi, il maintient l'ordalie des eaux amères pour la femme soupçonnée d'adultère (Nomb. V, II, 31).

Dans le Code de l'Alliance, il est dit : « Si quelqu'un suborne une vierge qui n'était point fiancée, il faut qu'il la dote en la prenant pour femme ; mais si le père refuse de la lui donner, il lui comptera autant d'argent qu'on en donne pour la dot des vierges » (Ex. XXII, 16-17). Le Code deutéronomique est encore plus explicite : « L'homme donnera au père de la jeune fille cinquante pièces d'argent et elle lui sera pour femme, parce qu'il l'a humiliée. Il ne la pourra laisser tant qu'il vivra » (Deut. XXII, 29). Quant à la jeune fille fiancée, si elle a été séduite et qu'elle n'ait opposé aucune résistance elle est jugée adultère et elle est lapidée avec son complice (Deut. XXII, 23-24). Si, au contraire, elle a crié, bien que ses cris n'aient pas été entendus, elle est déclarée innocente et le coupable est puni de mort (Deut. XXII, 25-27).

Le jeune homme n'ira pas à l'armée depuis le jour de la promesse définitive jusqu'à un an après le mariage (Deut. XXIV, 5).

La stérilité était tenue pour une affliction de Dieu, (Gen. XXIX, 32). Pour cacher son ignominie, la femme stérile devient mère adoptive en recevant sur les genoux l'enfant de sa servante. Léa et Rachel se réjouissent de

la naissance d'enfants à leurs servantes Zilpa et Bilha
(Gen. XXX, 3-9).

Les Israëlites des deux sexes avaient suivi l'exemple
qu'ont donné tous les peuples anciens des prostitutions
religieuses (1) : « Il n'y aura aucune prostituée parmi
les filles d'Israël, il n'y aura non plus aucun prostitué »,
dit le Deutéronome (XXIII, 17). Josias démolit les maisons des prostituées qui sacrifiaient à Astarté (II Rois
XXIII, 7).

§ III. — RAPPORTS ENTRE LE CODE D'HAMMURAPI ET LA LOI MOSAÏQUE (2).

Depuis longtemps, on supposait que le Livre de
l'Alliance était antérieur au rédacteur jéhoviste qui
l'avait introduit dans son récit et que le Code Sacerdotal lui-même contenait des passages infiniment plus
anciens que la rédaction du Livre dans lequel ils ont
été intercalés : le point de repère qui manquait vient
d'être fourni par le Code d'Hammurapi dont certains
articles concordent si bien avec la loi mosaïque (ou
plus exactement avec le Livre de l'Alliance) qu'il est
impossible d'admettre que Moïse ou quel que soit l'auteur qui porte son nom ne se soit pas inspiré d'Hammurapi (3). Il suffit, pour s'en convaincre, dit M. Berger,
de relire les articles 209 à 214 du Code babylonien sur
l'avortement et le passage cité de l'Exode. C'est le

1. Amalric, *La Condition de la femme dans le Code d'Hammurapi et
le Code de Moïse*, 1907.

2. Voir : *Die gesetze Hammurabis und ihr Verhältnis zur mosaichen
Gesetzgebung* von D. H. Müler. Wien, 1903.

3. P. Berger, *loc. cit.*

même article de loi, avec cette différence profonde, que là comme partout ailleurs, la loi babylonienne fait des distinctions entre les différentes classes, tandis que pour le Juif il n'y a pas de classes d'hommes : tous sont égaux.

On dirait, d'autre part, « ce qui est possible, que les histoirés des patriarches ne sont que des articles de la loi babylonienne mis en action. Je n'en citerai qu'un exemple, mais qui est caractéristique. Tout le monde a présent à la mémoire la touchante histoire d'Hagar. Sara, n'ayant pas d'enfant, amène à Abraham sa servante pour qu'elle lui donne un fils. Mais quand Sara, à son tour, a vu naître Isaac, contre toute espérance, Hagar se moque d'elle et veut la traiter d'égale à égale. Alors Sara dit à Abraham : renvoie cette femme, car son fils n'héritera pas avec mon fils. On sait la suite. Abraham prend Hagar, lui met un pain dans la main, l'enfant sur son épaule, et l'envoie au désert.

« Traduisons cette histoire en langage juridique, nous aurons les articles suivants du Code d'Hammurapi :

ART. 145. — « Quand un homme prend une femme et qu'elle ne lui donne pas d'enfant et qu'il a l'intention de prendre une concubine, cet homme peut prendre une concubine, l'introduire dans sa maison. Elle ne pourra pas être mise sur le même pied que la femme. »

ART. 146. — « Quand un homme a pris une femme et qu'elle a donné une servante à son mari et que cette dernière lui a donné des enfants, et qu'ensuite de cela cette servante veut s'égaler à la femme légitime, parce qu'elle a enfanté des enfants, sa maîtresse ne peut pas la vendre pour de l'argent ; elle lui met des chaînettes et la compte au nombre de ses servantes. »

« Il n'y a qu'une différence, Sara ne met pas la chaînette, symbole de la servitude, à Hagar ; elle la renvoie ; mais c'est parce qu'elle aussi a eu un fils et que si Hagar restait dans la maison, Ismaël, le fils d'Hagar, qui a été reconnu par Abraham, hériterait avec Isaac (1). »

§ 4. — CONCLUSIONS RELATIVES A L'AVORTEMENT DANS LES DEUX LOIS

Je crois qu'on commettrait une erreur d'interprétation en disant — comme on l'a fait parfois pour la loi de Moïse — que le Code d'Hammurapi interdit l'avortement.

L'Orphisme et le Christianisme l'ont condamné au nom d'un principe et sans se préoccuper de l'intérêt des parents de l'enfant conçu ni de celui de la société.

Mais le rédacteur du Code d'Hammurapi, comme celui de l'Exode, n'ont rien écrit de semblable : ils ont seulement prévu la compensation (Wergeld, de l'Ancien droit germanique) due pour le préjudice causé. Que l'on n'objecte pas que le paragraphe 210 d'Hammurapi châtie un crime en condamnant à mort la fille de l'agresseur (on ne voit pas bien pourquoi on ne punirait pas le coupable lui-même) ; il s'agit-là d'une application du droit de *vengeance* qui existe seul à la période préjuridique de l'antiquité : le mari privé d'un enfant se vengeait du dommage qui lui était causé ; la mort de la fille de l'agresseur correspond à un tarif plus élevé que celui, variable suivant la valeur du fœtus détruit, prévu aux paragraphes suivants.

1. Berger, *loc. cit.*

Cela est si vrai, que nous retrouvons à Rome, où la morale stoïcienne considérait l'avortement comme un acte indifférent, l'application de ce même droit de *vengeance*. Et nous verrons qu'avec l'évolution juridique, l'offensé perdit son droit à la vengeance pour ne plus conserver que la *poena*, sorte de créance qui naissait du délit et dont la coutume fixait le montant dans la majorité des cas.

Ici nous sommes encore à un stade de coexistence de ces deux termes : *vengeance* et *poena*.

Le même raisonnement s'appliquerait au passage de l'Exode : « Tu donneras vie pour vie... »

En résumé il est probable que le Code d'Hammurapi a inspiré les rédacteurs du Code mosaïque (1) ; et cette probabilité résulte notamment des passages respectifs de ces lois relatifs à l'avortement. *Celui-ci n'est interdit dans aucun texte et nous n'avons aucune raison de supposer qu'il le fût. Il est seulement prévu des compensations, vengeance ou indemnités, pour les parents du fœtus détruit par les violences d'un tiers.*

1. M. Salomon Reinach écrit plaisamment (*Orpheus*, p. 49) : « Les lois d'Hammurapi présentent avec les lois mosaïques des analogies qu'on ne peut expliquer par le hasard. Or, le Code d'Hammurapi est de six siècles antérieurs à la date assignée par la tradition au Code mosaïque ; si donc ce dernier avait été dicté par Dieu à Moïse, Dieu aurait plagié Hammurapi. Cette conclusion parut à bon droit inadmissible au plus universel des savants allemands, l'Empereur Guillaume II ; dans une lettre fameuse adressée à un amiral, il décida que Dieu avait inspiré tour à tour plusieurs hommes éminents, Hammurapi, Moïse, Charlemagne, Luther et son grand-père Guillaume Ier. Cette opinion ne manqua pas de prévaloir dans les cercles de la Cour. »

§ 5. — L'avortement dans les lois rabbiniques

La législation juive postérieure au Code mosaïque n'a pas interdit davantage l'avortement : le fœtus est considéré comme une partie de la mère et le tuer dans le sein maternel est simplement passible d'une amende (1).

D'ailleurs d'après le traité Nidah du Talmud de Babylone, « avant quarante jours aucun fœtus n'est formé ; au commencement du quarante-et-unième jour le fœtus mâle ou femelle est déjà formé ; d'après rabbi Ismaël un garçon est formé le quarante-et-unième jour et une fille le quatre-vingt-et-unième (il se fondait sur le passage du Lévitique XII, 4 et 5) (2). »

« Rabbi Ismaël pense que les remèdes n'agissent pas toujours, il y a des constitutions qui sont réfractaires à ces remèdes abortifs » (3).

Aussi bien, l'avortement pouvait être provoqué dans un but thérapeutique : on lit en effet dans le traité Oholoth, Perek VII :

« Quand l'accouchement ne peut pas se faire, on coupe le fœtus dans le viscère (l'utérus) pour l'en extraire par morceaux, car la vie de la mère passe avant celle du fœtus. Mais si la plus grande partie du fœtus est déjà dehors, il est défendu de le toucher (il est considéré comme né), car il ne faut pas tuer un individu pour en sauver un autre (4). »

1. *Jewish Encyclopedia* art. *Homicide* p. 453. « But the unborn child is considered as part of its mother (Sanh. 80b) ; killing it in its mother's womb is therefore a finable offense only (Mek, Nez 8 ; B. K. 42b).

2. Rabbinowicz : *la Médecine du Talmud*, p. 83.

3. *Ib.*

4. *Ib.*

Enfin le Traité Jébamoth, Fol. 35 « parle des deux moyens que les femmes pouvaient employer pour ne pas devenir enceintes. Savoir : l'introduction d'un corps mou (moukh) dans le vagin pour empêcher le sperme d'entrer dans l'utérus, ou bien le renversement (1) ».

APPENDICE

Je tiens à signaler deux textes qui nous sont connus, m'écrit M. Fossey, le savant assyriologue professeur au Collège de France, par des copies de l'époque d'Asurban-aplu (668-626), mais dont la première rédaction remonte certainement à une époque beaucoup plus reculée, antérieure peut-être à Hammurapi.

Le premier est donné par F. Lenormant (2) :

« La nourrice qui sa mamelle bonne,

La nourrice qui sa mamelle amère,

La nourrice qui sa mamelle ulcérée,

La nourrice qui de l'ulcération de sa mamelle meurt.

La femme enceinte qui son fruit prospère,

La femme enceinte qui son fruit se fend,

La femme enceinte qui son fruit pourrit,

La femme enceinte qui son fruit ne conduit pas à terme.

Esprit des cieux conjure ! Esprit de la terre conjure ! »

M. Fossey me fait observer que le mot *kirimmu* que Lenormant a traduit « fruit » signifie « poitrine, sein » (3), et le texte précité doit s'entendre :

1. Rabbinowicz, *la Médecine du Talmud*, p. 83.

2. *Études Accadiennes*, t. III, p. 57.

3. Holma, *die Namen der Kœrperteile in Ass. Bab.*, p. 48.

Femme enceinte dont la poitrine est tombante,
Femme enceinte dont la poitrine est relâchée,
Femme enceinte dont la poitrine est flasque,
Femme enceinte dont la poitrine est en mauvais état,
Au nom du Ciel sois exorcisée, au nom de la terre,
sois exorcisée !

En second lieu, M. Fossey vient de publier une série de textes et leur traduction sur les *Présages Assyriens tirés des naissances* (1). On y trouve de nombreuses indications sur les monstres et les enfants mort-nés. Malheureusement le commentaire n'en est pas encore publié.

Je note quelques-unes de ces traductions.

I

1. Si une femme est enceinte et que le fœtus pleure, ce pays verra une calamité.

2. Si une femme est enceinte et que le fœtus crie et qu'on l'entende, un ennemi puissant fera invasion et ravagera le pays.

6. Si une femme enfante un cochon, une femme s'emparera du trône...

40. Si une femme enfante une môle, le roi contre le roi son adversaire...

41. Si une femme enfante un avorton, le roi subira une défaite...

42. Si une femme enfante un avorton, et qu'à l'intérieur de celui-ci un second soit placé, le règne du roi et de ses fils finira, le pays abandonnera son iznin pesant.

1. *Babyloniaca*, t. V, Geuthner, 1912-1913.

46. Si une femme enfante un cadavre, un dieu ravagera, cet homme mourra prématurément.

94. Si une femme enfante des 'umeaux et qu'ils se tiennent par les côtes et qu'à droite ils n'aient pas de mains, invasion, la moisson du pays l'ennemi la ravagera.

125. Si une femme enfante quatre garçons et qu'ils soient morts, l'ennemi la ville...

134. Si une femme enfante cinq ou six garçons...

177. Si une femme enfante et que l'enfant ait deux bouches, deux pénis, quatre mains, quatre pieds, quatre fesses, destruction du pays.

II

55. Si une femme enfante et que l'enfant n'ait ni vulve ni testicules, les femmes enceintes avorteront.

126. Si une femme enfante et a des couches difficiles... ou bien le père...

VII

30. S'il y a deux petits et que l'un soit normalement constitué et qu'un second sorte de sa bouche, le roi sera tué et son armée...

49. Si le petit a dans son ventre un fœtus, le trône sera changé.

50. Si le petit a dans son ventre un fœtus et que dans le fœtus (il y ait) un embryon, le trône sera changé, la mer...

XIX

71. Si le petit dans son oreille gauche a une seconde oreille le prince ses conseillers le conseilleront mal.

XX

35. Si le petit a les oreilles et le pénis placés sur son occiput, le pays se réunira pour le marché.

XXXVII

49. Si le petit sa matrice et son estomac sortent de son front, le pays sera bouleversé, il y aura une grande disette dans le pays et le peuple vendra ses enfants pour de l'argent.

61. Si le petit, au moment où il naît, saillit sa mère...

64. Si le petit dans le ventre de sa mère crie et que sa mère réponde...

CHAPITRE II

L'ÉGYPTE, L'INDE, LA PERSE, CARTHAGE

§ 1. — L'Égypte

« Sur l'avortement, m'écrit M. Raymond Weill, je ne
vois pas qu'il y ait trace de prescriptions ou interdictions quelconques dans les textes égyptiens antiques.
Les traités médicaux et astrologiques de la période
hiéroglyphique sont assez riches en indications touchant
la grossesse et l'accouchement, les traités religieux aussi,
avec des représentations figurées fort intéressantes.
Pour l'avortement, par contre, rien que j'aperçoive. »

Au reste l'avortement a dû être rare dans l'ancienne
Égypte où, comme pour tous les peuples anciens de
l'Orient, l'enfant était considéré comme un bienfait du
ciel.

Plus tard, Diodore de Sicile décrit les sanctions
appliquées par les Égyptiens dans le cas d'infanticide :

« Ils ne subissaient point la peine capitale, mais ils
devaient pendant trois jours et trois nuits demeurer
auprès du cadavre et le tenir embrassé sous la sur-
veillance d'une garde publique : car il ne paraissait pas
juste d'ôter la vie à ceux qui l'avaient donnée aux enfants, et l'on croyait leur causer par ce châtiment assez

de chagrin et de repentir pour les détourner d'un semblable crime (1). »

Et plus loin :

« Les parents sont obligés de nourrir leurs enfants,
afin d'augmenter la population qui est regardée comme
contribuant le plus à la prospérité de l'État. Aucun
enfant n'est réputé illégitime lors même qu'il est né
d'une mère esclave, car selon la croyance commune le
père est l'auteur unique de la naissance de l'enfant,
auquel la mère ne fournit que la nourriture et la demeure (2). »

Enfin une femme enceinte condamnée à mort, ne su-
bissait sa peine qu'après être accouchée (3).

§ 2. — L'INDE

Le plus ancien texte que nous possédions, le Rig
Véda, nous montre les Aryas établis encore hors de
l'Inde ou du moins sur les frontières nord-ouest de ce
pays, entre le cours du Cabul et de l'Indus et dans le
Penjab, ce qui nous ramène au moins à l'an 1500 avant
J.-C. comme limite la plus rapprochée de nous (4).

Le seul passage qui se rapporte à l'avortement est un
hymne pour la femme enceinte (VIII, VIII, 20) :

« 1. O femme, qu'uni au sacrifice, Agni, l'ennemi des
Rackhasas (esprits malins) tue celui qui sous le funeste

1. Diodore de Sicile, *Égyptiens*, L. I, LXXVII.

2. *Ib.*

3. *Ib.*

4. Daremberg, *Recherches sur l'État de la Médecine durant la période
primitive de l'histoire des Indous.*

nom de flux de sang siège dans ton ventre pour nuire à ton fruit.

« 2. Oui, qu'Ani, uni au sacrifice, tue le cruel rackhasa qui sous le nom de flux de sang siège dans ton ventre pour nuire à ton fruit.

« 3. Le rackhasa qui attaque le germe que tu sens frémir et serpenter dans ton sein, et veut détruire ton fruit, doit périr par nous.

« 4. Le rackhasa qui écarte tes jambes, force l'entrée de ton sein, et s'attache à ton fruit pour le dévorer, doit périr par nous.

« 5. Le rackhasa qui sous forme d'un frère, d'un mari, d'un amant, s'approche de toi et veut détruire ton fruit, doit périr par nous.

« 6. Le rackhasa qui profite de ton sommeil ou des ténèbres pour troubler ta raison et veut détruire ton fruit, doit périr par nous. »

L'Atharva-véda contient les mêmes craintes que des démons ne provoquent l'avortement :

L. VIII, vi

5. L'Asura noir et chevelu, broussailleux et armé d'une trompe, les démons, de la vulve de cette femme et de son anus, nous les chassons.

9. Celui qui cause la mort de l'embryon, la perte de la postérité de cette femme, tue-le, ô plante, l'être lubrique et glissant qui la convoite.

18. Quiconque toucherait à ton embryon ou voudrait te le tuer après sa naissance, celui-là que le rouge à l'arc puissant lui perce le cœur.

20. Qu'il affermisse l'engendré, que ce qui est fixé ne se détache pas ; que les deux puissants gardent ton em-

bryon, les deux talismans qu'il faut porter dans son vêtement (1).

La loi de Manou est postérieure au Veda et répond assez exactement par le degré de civilisation, au Code mosaïque.

Elle condamne l'avortement par un « scrupule » religieux parce que ceux qui y contribuent deviennent impurs ; elle retirait en conséquence aux femmes coupables de ce crime, l'oblation de l'eau lors de leur enterrement (2) et défendait d'accepter de la nourriture d'un homme qui avait causé la mort d'un fœtus, sous peine de partager son crime. Il était même interdit de manger d'un mets qu'aurait regardé un tel homme. Si les parents appartenaient à la caste des prêtres, le coupable devait se soumettre aux mêmes pénitences que s'il avait tué un brahmane (3). On devait donc éviter avec soin la fréquentation des personnes coupables de fœticide tant que la purification prescrite par la loi n'avait pas eu lieu ; ces purifications, dans la plupart des cas, annulaient le crime (4).

Comme nous le dirons pour l'Avesta, il s'agit là d'un tabou religieux.

Le Bouddhisme naturellement interdit l'avortement

1. Trad. V. Henry, Paris, 1894.

2. *Loi de Manou*, L. V, 90 :

« On ne doit pas faire de libation d'eau non plus que pour les femmes qui adoptent les manières et le costume des hérétiques, ni pour celles qui mènent une vie déréglée ou qui se font avorter ou qui font périr leurs maris, ou qui boivent des liquides spiritueux. »

3. *Loi de Manou*, L. XI, § 87.

4. Carl Hoberland, l'*Infanticide dans les peuples anciens et modernes*, Revue internationale des Sciences, 1880, t. V.

comme toute destruction de la vie sous toutes ses formes et à tous les degrés (1).

§ 3. — La Perse. Le Zend Avesta

Le Vendidad qui est le dix-neuvième des vingt-et-un nasks, ou livres sacrés, dont se composait l'Avesta au temps des Sassanides, contient une interdiction formelle de l'avortement.

Voici la traduction qu'en a faite James Darmesteter (2) :

Fargard 15.

a.

II.

« 9. Si un homme approche d'une femme en puissance de parents, ou non en puissance de parents, livrée (à un mari) ou non livrée, et qu'il la rende enceinte, que cette jeune fille n'aille point, par honte du monde, ramener les règles contre nature, au moyen de l'eau et des plantes.

« 10. Et si cette jeune fille par honte du monde ramène les règles contre nature au moyen de l'eau et des plantes, c'est un péché qui vaut sa (première) faute.

« 11. Si un homme approche d'une jeune fille en puissance de parents ou non en puissance de parents, livrée (à un mari) ou non livrée et qu'il la rende enceinte,

1. Crawley art. *Foeticide in Encyclopedia of Hastings* : The *bhikkhu* « who intentionally kills a human being, down to procuring abortion, is no *Samana* and no follower of the *Sakyaputta* » (Vinaya Texts).

2. James Darmesteter, *Zend-Avesta, Annales du Musée Guimet*, 1892.

qu'elle n'aille pas par honte du monde détruire son germe.

« 12. Et si la jeune fille, par honte du monde, détruit son germe, père et mère sont tous deux coupables ; père et mère partagent le meurtre ; père et mère seront punis pour le meurtre de la peine du *Baodhôvarshta*.

b.

II.

13. Si un homme a commerce avec une jeune fille en puissance de parents ou non en puissance de parents, livrée (à un mari) ou non livrée, et qu'il la rende enceinte et qu'elle dise : Je suis enceinte de cet homme ; et l'homme dit : demande à la vieille une de ces drogues abortives.

14. Et la jeune fille demande à la vieille une de ces drogues abortives, et la vieille lui apporte du Banha (1), ou du Shaêta (2), une drogue qui tue dans le sein ou une drogue qui expulse ou une autre quelconque des plantes abortives (et lui dit) : Fais périr l'enfant. Si la jeune fille alors fait périr l'enfant, l'homme, la fille et la vieille sont également coupables pour l'acte.

15. Si un homme a commerce avec une jeune fille, en puissance de parents ou non en puissance de parents, livrée (à un mari) ou non livrée et qu'il la rende enceinte, il doit l'entretenir jusqu'à ce que l'enfant soit né.

16. S'il ne l'entretient pas et que, faute d'entretien convenable, mal advienne à l'enfant, il sera puni pour le mal de l'enfant de la peine de *Baodhôvarshta*.

1. Banha, mang ou bang, surtout connu comme liqueur énivrante et exstatique, le hashish de l'Asie centrale.

2. Le Shêt de Zoroastre serait la liqueur dans laquelle Auhrmazd lui fait boire la sience universelle pour lui révéler l'avenir.

17. Créateur du monde des corps, saint !

Si elle est près d'accoucher, quel est l'adorateur de Mazda dont elle recevra son entretien :

18. Ahura-Mazda répondit :

Si un homme a commerce avec une jeune fille en puissance de parents ou non en puissance de parents, livrée (à un mari) ou non livrée et qu'il la rende enceinte, il l'entretiendra jusqu'à ce que l'enfant soit né.

19. S'il ne l'entretient pas...

Ce texte est des plus instructifs : il nous fait voir que l'avortement était obtenu au moyen de substances abortives et que déjà devaient exister des spécialistes de l'avortement que désigne l'expression « la vieille ».

La sanction, la peine du Baodhôvarshta n'est pas définie par le Vendidad. On a écrit que cette interdiction « est une preuve de la hauteur des enseignements de l'Avesta (1) ». Je crois qu'il y a là une erreur d'interprétation : comme toutes les codifications des religiosités de primitifs que sont les religions naissantes, le Zoroastrisme est tout imprégné de tabous ; il ne dit pas : tel acte est moral, tel autre immoral ; il dit seulement : « tabou ! », et prévient du danger qu'il y a à violer cette interdiction, ce viol étant l'équivalent d'un crime envers Dieu. La preuve n'est pas difficile à donner : il suffit de continuer la lecture du chapitre XV, dont le paragraphe suivant répète mot pour mot, les mêmes interdictions pour les animaux, et débute ainsi :

1. Carl Hoberland, *loc. cit.*

III

« Ce devoir incombe à l'égard de toutes les femelles, bipèdes ou quadrupèdes ; la femelle bipède qui est la femme, la femelle quadrupède qui est la chienne. »

Et la sanction est la même pour celui qui se débarrasse d'une chienne grosse et pour la femme qui se fait avorter !

Il semble y avoir là superposition de deux phénomènes religieux :

1° Un tabou, celui de l'avortement, de même ordre que le tabou menstruel que l'on retrouve dans toutes les religions primitives.

2° Une ébauche de totémisme qui tend à faire rentrer dans le clan, le chien animal sacré (ou plus probablement survivance et régression d'un totem chien, antérieur).

Une autre preuve que c'est l'avortement en soi qui est impur, et non le fait de le provoquer, nous est fournie par le chapitre V décrivant les purifications qu'entraîne l'avortement spontané :

Fargard V.

VI

45. — Créateur du monde des corps, saint !

Si dans la maison d'un adorateur de Mazda une femme devient enceinte, et au cours d'un mois, de deux mois, de trois mois, de quatre mois, de cinq mois, de six mois, de sept mois, de huit mois, de neuf mois, de dix mois, cette femme accouche d'un enfant mort, que feront les adorateurs de Mazda ?

46. — Ahura-Mazda répondit :

Le lieu de cette maison mazdéenne où le sol est le plus net et le plus sec, et par où passent le moins le petit bétail et le gros bétail, le feu d'Ahura-Mazda, les faisceaux consacrés de Barasman et le fidèle.

50. — Créateur du monde des corps, saint !

Quelle est la première nourriture que cette femme prendra ?

51. — Ahura-Mazda répondit :

Un mélange de cendre et d'urine de bœuf ; trois gorgées, six gorgées ou neuf gorgées, qu'elle fera descendre dans le *Dakhma* qui est à l'intérieur de son ventre.

52. — Après cela elle pourra prendre du lait bouillant de jument, de vache, de brebis ou de chienne, avec *vaoiri* ou sans *vaoiri* (bouillie) et du lait bouilli sans eau, du blé en farine sans eau, du vin sans eau.

§ 4. — CARTHAGE

Les Carthaginois, me dit M. Gsell professeur au Collège de France, « ne nous ont laissé aucune confidence sur la manière dont ils pratiquaient l'avortement. Quant aux indigènes, ils avaient, nous dit-on, beaucoup d'enfants : ce qui semble indiquer qu'ils s'abstenaient de cette pratique.

« Dans les temps de misère du Bas Empire, les Africains paraissent avoir répugné à élever une nombreuse famille. Ils abandonnaient volontiers les nouveau-nés, ce que l'empereur Constantin trouve condamnable ; mais ils les laissaient naître tout de même. »

CHAPITRE III

LA GAULE INDÉPENDANTE. LES CELTES

M. Camille Jullian veut bien me faire savoir qu'il
n'existe sur l'avortement aucun document concernant
la période de l'indépendance gauloise. On peut cependant, d'après les faits suivants, croire qu'il était très
rare chez les Gaulois et les autres peuples celtiques, et
sévèrement puni.

1. Les Anciens ont célébré la fécondité des femmes
gauloises :

« Belles et bien faites, grande taille et courage fa-
rouche (Diodore, V, 32, 7 : Γυναῖκας εὐειδεῖς ; κάλλισται.

Athénée, XIII, 79, p. 603), mères très fécondes et
nourrices excellentes, (Strabon, IV, 1, 2 ; 4, 3), habiles
au labour et à la gestation, semant des moissons d'enfants et de blés, elles représentaient dans la vie de la
Gaule, la force qui crée toujours : l'homme n'y étant
souvent que la force qui détruit (1). »

2. La justice familiale était fort rigoureuse. « Dans
sa maison, sur tous les siens, le Gaulois est investi de
l'autorité souveraine que les sociétés anciennes ont attribuée au père de famille. Il a droit de vie et de mort
sur sa femme et sur ses enfants (César, VI, 19, 3). Sa
tutelle s'étendait, en outre de ses fils et de ses filles, sur

1. C. Jullian, *Hist. de la Gaule*, t. II, ch. XI, § 7, p. 412.

toutes les femmes de sa parenté qui n'étaient en puissance ni de mari, ni de père : on vit Dumnorix l'Eduen, vers 59, décider du mariage de sa mère, de sa sœur, et d'autres de ses parentes (César, I, 18, 6 et 7).

« La souveraineté, la majesté du père et de l'époux pesaient sur toute la vie de la femme. Celle-ci était solidaire et responsable du sort de celui qui partageait son existence (1). »

3. La justice rendue par les magistrats n'était pas moins sévère pour les femmes que celle du Pater familias. « Les meurtriers de citoyens n'étaient condamnés qu'à l'exil. Le bûcher le plus souvent avec torture punissait l'adultère (2) (César, VI, 19, 3) ». Il n'y a là, fait d'ailleurs remarquer M. Jullian, qu'une inégalité apparente dans l'application des peines, parce que la plupart de ces meurtres étaient les conséquences de rixes et de duels, les meurtres pour vols devant, sans aucun doute, entraîner la mort.

4. Le Rhin divinisé était considéré comme justicier dans le cas d'enfants illégitimes (3). « Les Gaulois confiaient au Rhin leurs nouveau-nés pour qu'il les purifiât à leur entrée dans la vie (Aristote, *Pol.*, VIII, 15 (17), 2, p. 1336 a) et c'était lui, connaisseur des plus intimes

---

1. C. Jullian, *Hist. de la Gaule*, t. II, ch. XI, § 5, p. 407.

2. C. Jullian, *loc. cit.*, t. II, ch. II, § 7, p. 57.

3. L'ordalie de l'eau froide se rencontre partout. Elle est d'ailleurs, suivant les pays, prise en sens inverse. A Babylone, l'homme qui surnage est réputé innocent et les Germains l'entendaient ainsi lorsqu'ils exposaient sur le Rhin les enfants dont la légitimité était contestée. Dans l'Inde au contraire, d'après le Code de Manou l'inculpé n'est absout que s'il a pu rester sous l'eau un certain temps : s'il montre la tête il semble avoir été rejeté comme impur (Dareste).

secrets, qui pouvait seul discerner les enfants issus d'une faute (1) » (Julien, *Discours*, II, p. 81).

5. Les Celtes semblent avoir préféré parfois le contact des hommes à celui des femmes : Aristote nous les présente comme des pédérastes et à ses yeux c'est un éloge ; grâce à cette habitude ils échappent à la domination des femmes qui est le fléau des Etats (*Polit.*, l. II, ch. VI, § 6). Un peu plus tard Diodôre de Sicile admet l'existence de la pédérastie celtique mais l'apprécie différemment : « Les Gaulois, dit-il, ont de jolies femmes, mais ils approchent d'elles très rarement ; ils ont une préférence passionnée pour les embrassements immoraux des mâles. Chose incompréhensible ! Sans aucun respect pour leur dignité, ils livrent sans résistance leurs beaux corps à d'autres hommes ; ils ne considèrent pas cette faiblesse comme honteuse ; ils offrent même leurs faveurs, et quand on ne les accepte pas, ils considèrent ce refus comme une injure » (Diod. de Sicile, l. V, c. 32, § 7). Strabon (l. IV, c. IV, § 6) exprime la même idée. Dans le *De Bello Gallico*, Jules César ne dit pas un mot de ce vice attribué aux Gaulois par les auteurs grecs que nous venons de citer ; peut-être avait-il, pour garder le silence, une raison personnelle : on sait ce que Suétone raconte des relations que le futur conquérant de la Gaule avait, dit-on, l'an 81 avant notre ère, à l'âge de 19 ans, avec Nicomède III, roi de Bithynie.

Cependant il n'y a pas de motif sérieux pour penser qu'il y eut chez les Gaulois une plus grande proportion de pédérastes qu'à Rome au temps où écrivait Virgile

1. C. Jullian, t. II, ch. V, 7, p. 132.

ou que dans la République athénienne parmi les contemporains de Platon (1).

6. En Irlande le mariage annuel était prorogé en cas de grossesse :

« La femme de contrat qui n'apportait que sa personne et qui était épousée par un homme riche, ne se mariait d'ordinaire que pour un an, du premier mai au premier mai. Habituellement le mari avait en même temps une épouse de condition plus haute, *cetmuinter*. La femme de deuxième ordre, épousée pour un an, remplaçait l'esclave concubine de la loi d'Hammurapi. Le mariage annuel a été importé par les Irlandais en Ecosse au commencement du vi⁰ siècle de notre ère : ce mariage durait un an et un jour si la femme ne devenait pas mère pendant cet espace de temps, et alors le mari prenait une autre femme, la femme un autre mari. Mais si dans l'an et jour la femme se trouvait enceinte, le mariage continuait... et les enfants qui en naissaient étaient considérés comme légitimes (2). »

7. Chez les Germains la stérilité volontaire et l'avortement sont, au dire de Tacite, restés inconnus :

« Numerum liberorum finire aut quemquam ex agnatis necare flagitium habetur ; plusque ibi boni mores valent quam alibi bonæ leges (3). »

« Limiter le nombre de ses enfants, ou faire périr quelqu'un des nouveau-nés, est un crime, et les bonnes mœurs ont ici plus d'empire qu'ailleurs les bonnes lois. »

1. D'Arbois de Jubainville, *la Famille Celtique*, p. 192.

2. D'Arbois de Jubainville, *loc. cit.*, p. 153.

3. Tacite, *Germania*, XIX.

CHAPITRE IV

LA GRECE

§ 1. — LES FAITS ET LES SANCTIONS

L'avortement était fréquemment provoqué en Grèce. Il est certain qu'en soi il n'était pas considéré comme un crime : les philosophes en parlaient comme d'une chose toute naturelle, parfois même recommandable. Platon se montre préoccupé de maintenir en équilibre le chiffre de la population :

« Le plus grand et le plus élevé des pouvoirs que nous établirons sera chargé de prendre des mesures relatives à cette augmentation ou diminution des citoyens, et de faire en sorte qu'il n'y ait jamais ni plus, ni moins de cinq mille quarante familles. Il y a plusieurs moyens d'en venir à bout. On peut d'une part interdire la génération quand elle est trop abondante... (1) »

Il considère comme un devoir de procurer l'avortement à toute femme de plus de quarante ans (2).

Plus généreux, Aristote permet la conception jusqu'à cinquante ans :

« Mais il ne suffit pas d'avoir précisé l'âge, où pour l'homme et pour la femme commencera l'union conju-

1. Platon, *Les Lois*, liv. V, trad. V. Cousin, t. VII, p. 284.
2. Platon, *Cic.* liv., V, 90.

gale, il faut encore déterminer l'âge où la génération
devra cesser. Les hommes trop âgés comme les jeunes
gens ne produisent que des êtres incomplets de corps
et d'esprit et les enfants des vieillards sont d'une faiblesse irrémédiable. Que l'on cesse d'engendrer au
moment même où l'intelligence a acquis tout son développement ; et cette époque si l'on s'en rapporte au
calcul des poètes, qui mesurent la vie par septenaires,
coïncide généralement avec la cinquantaine. Ainsi qu'on
renonce à procréer quatre ou cinq ans au plus après ce
terme et qu'on ne prenne encore les plaisirs de l'amour
que par des motifs de santé ou par des considérations
non moins fortes (1). »

Comme Platon, Aristote se montre préoccupé de
limiter la population et n'hésite pas, pour y arriver, à
conseiller l'avortement :

« Pour distinguer les enfants qu'il faut élever et ceux
qu'il faut abandonner, il conviendra de défendre par
une loi de prendre soin de tous ceux qui naîtront dif-
formes ; et quant au nombre des naissances, si les
mœurs répugnent à l'abandon complet, et qu'au delà du
terme formellement imposé à la population, quelques
mariages deviennent féconds, *il faudra provoquer l'avortement avant que l'embryon ait reçu le sentiment et la
vie. Le crime ou l'innocence de ce fait ne dépend absolument que de cette condition.* »

Περὶ δ'ἀποθέσεως καὶ τροφῆς, τῶν γεννωμένων ἔστω νόμος, μηδὲν
πεπηρωμένον τρέφειν· Διὰ δὲ πλῆθος τεκνων ἐὰν ἡ τάξις τῶν ἐθῶν
κωλύῃ μηδὲν ἀποτίθεσθαι τῶν γινομένων· ὡρίσθαι γὰρ δεῖ τῆς τεκνο-
ποιίας τὸ πλῆθος ἐὰν δέ τισι γίνηται παρά ταῦτα συνδυαςθέντων, πρίν

1. Aristote, *Pol.*, liv. IV, ch. XIV, 10.

αἴσθησιν ἐγγενέσθαι καὶ ζωήν, ἐμποιεῖσθαι δεῖ τὴν ἄμβλωσιν· τὸ γὰρ ὅσιον καὶ τὸ μή, διωρισμένον τῇ αἰσθήσει καὶ τῷ ζῆν ἔσται (1).

A Sparte on paraît avoir préféré à l'avortement, l'infanticide : tout enfant qui naissait était aussitôt soumis à l'examen des anciens de la tribu, qui avaient sur lui droit de vie et de mort (Voir Cragus, l. I, chap. V et liv. II, Instit. 2), procédé plus cruel, mais qui, moins aveugle, facilitait la sélection.

Nous avons vu intervenir dans le texte précité, la distinction entre le fœtus animé et le fœtus inanimé, distinction qui a eu une vogue de longue durée et qui n'a été rejetée par certains codes, qu'à une époque relativement récente. Toute la difficulté consistait à savoir *à quelle époque de la grossesse s'animait le fœtus*. L'accord n'existait d'ailleurs pas. Certains faisaient commencer la vie fœtale au quarantième jour, d'autres au soixantième ou au quatre-vingt-dixième jour à dater de la conception. Si l'on admet que, dans l'esprit des auteurs, le fœtus s'animait à partir du moment où il était « formé », Hippocrate, à qui l'on doit, semble-t-il, cette théorie, aurait fixé beaucoup plus précocement la date de l'animation :

« D'abord dès que le produit de la conception est dans la matrice, il a en sept jours toutes les parties que le corps doit avoir. On se demande peut-être comment je le sais. Je l'ai vu plusieurs fois de cette façon. Les filles publiques, qui se sont souvent exposées allant avec un homme, connaissent quand elles ont conçu ; puis elles font mourir en elles le produit de la conception ; ce produit étant mort, ce qui tombe est comme

1. *Ib.*

une chair. Jetez cette chair dans de l'eau, examinez-là dans l'eau, et vous verrez qu'elle a toutes les parties, l'emplacement des yeux, les oreilles, les membres... enfin tout le corps est visible. Une femme qui a de l'expérience connaît aussi quand elle a conçu : elle éprouve aussitôt du frisson, de la chaleur, des grincements de dents, des spasmes, un engourdissement à l'articulation, à tout le corps et à l'utérus (1). »

αἱ ἑταῖραι αἱ δημόσιαι, αἵτινες αὐτέων πεπείρηνται πολλάκις, ὁκόταν παρὰ ἄνδρα ἔλθῃ, γινώσκουσιν ὁκόταν λάϐωσιν ἐν γαστρί· κἄπειτ᾿ ἐνδιαφθείρουσιν.

Aussi pour Hippocrate, avant le septième jour, l'avortement prend le nom d'*effluxio* :

« En général les jours les plus significatifs sont le premier et le septième tant pour les maladies que pour les fœtus ; c'est en effet durant ces jours que surviennent la plupart des avortements qui alors se nomment non pas avortements, mais effluxiones » (2).

Jousse (*Traité de la Justice criminelle de France,* 1771) nous dit que l'opinion la plus généralement adoptée était l'interprétation rapportée dans la Glose par la loi Divus (au mot Exilium) d'après laquelle le fœtus était réputé animé après le quarantième jour de la conception (3).

M. Meier dans son ouvrage *Der Attiche Process* (Berlin, p. 311) expose qu'à raison de la perte d'un discours de Lysias contre Antigone, περὶ ἀμϐλώσεως, discours dont l'authenticité du reste est encore contestée, il ne nous

1. Hipp., *Des Chairs,* § 19, Littré, t. VIII, p. 609.
2. Hipp., *Du fœtus de 7 mois,* trad. Littré, t. VII, p. 447.
3. Allemane, *Avortement criminel,* thèse de droit, Carcassonne, 1911.

est pas possible de connaître la véritable opinion des Athéniens sur ce point.

Il est vraisemblable que c'est pour n'avoir pas tenu compte de la distinction établie entre le part formé et le part non formé, que l'on a discuté longuement pour savoir si l'avortement était sanctionné par la législation athénienne.

Les partisans de l'affirmative (Boissonnade, Hermann, Caillemer, art. *Ambloseos graphe* de Saglio), s'appuient.

1° Sur le fameux serment attribué à Hippocrate :

« Je ne remettrai à personne du poison, si on m'en demande, ni ne prendrai l'initiative d'une pareille suggestion ; semblablement *je ne remettrai à aucune femme un pessaire abortif* (1) (οὐδὲ, γυναικὶ πεσσὸν φθόριον δώσω). Je passerai ma vie et j'exercerai mon art dans l'innocence et la pureté. Je ne pratiquerai pas l'opération de la taille, je la laisserai aux gens qui s'en occupent (2). »

Sans discuter l'origine de ce document dont la date est incertaine, remarquons qu'il est possible que l'engagement pris par le médecin de ne pas remettre de pessaire abortif, ait eu pour but d'empêcher la concurrence aux sages-femmes et aux femmes-médecins qui, nous le verrons au paragraphe suivant, s'occupaient presque exclusivement de gynécologie et d'obstétrique. Cette hypothèse s'appuie sur l'interdiction contenue dans la phrase suivante, de pratiquer la litho-

1. Les médecins grecs donnent au mot pessaire un sens différent de celui avec lequel on l'emploie de nos jours : pour eux il s'applique à un tampon vaginal imbibé de la substance abortive. Aujourd'hui, il désigne habituellement un anneau entourant le col utérin, employé dans les cas de prolapsus.

2. Hipp., Trad. Littré : IV, 628.

tomie, afin d'en laisser le monopole aux spécialistes, les λιθοτόμοι, dont parle Galien (1).

En outre, il y a là une contradiction flagrante avec ce qu'écrit par ailleurs Hippocrate, qui raconte avoir pratiqué lui-même l'avortement chez une danseuse :

« Chez une femme de ma connaissance était une ballerine fort estimée qui avait commerce avec les hommes, et qui ne devait pas devenir grosse, afin de ne pas perdre de son prix. Cette ballerine avait entendu ce que les femmes disent entre elles, à savoir, que, quand une femme conçoit, la semence ne sort pas mais demeure dedans. Ayant entendu ces dires, elle les comprit et les retint. Un jour elle s'aperçut que la semence ne sortait pas ; elle le dit à sa maîtresse et le bruit en vint jusqu'à moi. Ainsi informé, je lui ordonnai de sauter de manière que les talons touchassent les fesses ; elle avait déjà sauté sept fois lorsque la semence tomba à terre en faisant du bruit. A cette vue, la femme fut saisie d'étonnement (2). »

Γυναικὸς οἰκέιης μουσσεργὸς ἦν πολύτιμος, παρ' ἄνδρας φοιτέουσα, ἣν οὐκ ἔδει λαβεῖν ἐν γαστρί, ὅκως μὴ ἀτιμοτέρη ἔη· ἠκηκόει δὲ ἡ μουσσεργός, ὁκοῖα αἱ γυναῖκες λέγουσι πρὸς ἀλλήλας· ἐπὴν γονὴ μέλλῃ λήψεσθαι ἐν γαστρί, οὐκ ἐξέρχεται ἡ γονή, ἀλλ' ἔνδον μένει· ταῦτα ἀκούσασα ξυνῆκε καὶ ἐφύλασσεν αἰεί, καὶ κως ᾔσθετο οὐκ ἐξιοῦσαν τὴν γονήν, καὶ ἔφρασε τῇ δεσποίνῃ, καὶ ὁ λόγος ἦλθεν ἕως ἐμέ· καὶ ἐγὼ ἀκούσας ἐκελευσάμην αὐτὴν πρὸς πυγὴν πηδῆσαι, καὶ ἑπτάκις ἤδη ἐπεπήδητο, καὶ ἡ γονὴ κατερρύη ἐπὶ τὴν γῆν, καὶ ψόφος ἐγένετο, κἀκείνη δὲ ἰδοῦσα ἐθηεῖτο καὶ ἐθαύμασεν (3).

1. Certains auteurs se sont, il est vrai, demandés si l'opération interdite n'était pas plutôt la castration.

2. Hipp., *De la Gén.*, trad. Littré, t. VII, p. 477.

3. Au IIᵉ siècle, la discussion est déjà ouverte sur ce texte. Voici ce

2° Sur le discours déjà cité, attribué à Lysias, (κατ' Ἀντιγένους ἀμϐλώσεως') qui prouve, dit Hermann, que l'avortement était matière à discussion devant les tribunaux (1).

3° Sur un texte de Galien :

« Lycurgue et Solon, disciples des dieux, ont, dans leurs lois, prononcé nettement des peines contre l'auteur de l'avortement » (XIX, 177, édit. Kühn), texte qui se trouverait confirmé par les deux fragments conservés par Stobée :

« Les législateurs, dit le stoïcien Musonios, ont défendu aux femmes de se faire avorter et ont prévu des peines pour celles qui n'obéiraient pas ; ils leur ont aussi défendu d'empêcher la conception et de se servir de drogues abortives (2). »

Ces textes, dit M. Salomon Reinach, sont singulièrement vagues.

qu'en dit Soranus d'Ephèse : le remède appelé ἀτόκιον, sans accouchement, diffère de celui appelé φθόριον, avortement. Le premier empêche la conception de se faire, le second détruit ce qu'elle a produit, d'où la nécessité d'exposer ce qui a trait à ces deux ordres de moyens. Quelques-uns pensent que ἐκϐόλιον, expulsion, signifie la même chose que φθόριον, avortement ; d'autres disent que non, qu'il ne s'agit pas de remèdes, mais de quelques chocs. C'est pourquoi ils soutiennent qu'Hippocrate repousse l'avortement, φθόριον, et ayant dit dans son livre de la nature de l'enfant : « Je n'enseignerai à aucune un moyen abortif qui a pour effet de détruire la conception » avait cependant procuré à une danseuse l'expulsion du produit de la conception par des sauts. Il ne voulait pas procurer la destruction du produit de la conception parce que la mission du médecin est de protéger ce que fait la nature ; il en est qui ont admis avec joie cette proposition. Il en est qui ont la même opinion sur les remèdes qui causent la stérilité, nous partageons aussi cette idée. Soranus d'Ephèse, *Traité des Maladies des Femmes*, C. XVIII, trad. Hergott.

1. Saglio, art. *Ambloseos graphe*.

2. Stobée, *Floril.*, 74, 75.

_4°_ Sur le passage suivant de Cicéron tiré de son plaidoyer pour A. Cluentius :

« Je me souviens que pendant mon séjour en Asie, une femme de Milet gagnée par des héritiers subrogés ayant détruit à l'aide de potion meurtrière le fruit qu'elle portait, fut jugée criminelle et condamnée (1). »

Il n'y a rien à tirer de ce texte, dit M. S. Reinach (2), car le crime consistait dans l'intention délictueuse, la femme ayant été corrompue par les héritiers naturels de son mari.

Ces faits, on le voit, ne sont pas concluants. Aussi la plupart des historiens : Meier, Hoelscher Westermann, Mayer, admettent que _les lois d'Athènes ne punissaient pas l'avortement._

Répétons qu'au point de vue moral il n'était pas considéré en soi comme un crime. Si le législateur est intervenu, c'est, comme à Rome, dans l'intérêt de la famille et des droits du père. Et à aucun moment l'expulsion du fœtus inanimé n'a dû être interdite.

§ 2. — QUI PRATIQUAIT L'AVORTEMENT

La Grèce paraît avoir eu des femmes-médecins de façon précoce ; la légende veut qu'elle le dût à Hagnodice : accusée d'avoir fait de l'exercice illégal de la médecine sous un déguisement masculin, elle obtint que l'Aéropage, sous la pression des Athéniennes, autorisât les femmes à exercer la médecine. La femme-médecin s'appelle ἡ ἰατρός, ἰητρός, γυνή, ἰατρία, ἰατρίνη, ἰατρίνη,

---

1. Cicero _pro Cluentio_ XI ; j'en donne le texte latin au chapitre suivant.
2. _Cull. Myt._ III, p. 280.

ἰατρίνα, ἰάτειρα (guérisseuse). Au point de vue des fonctions spéciales d'accoucheuse elle est dite μαῖα, ἰατρομαῖα, ὀμφαλητόμος (celle qui coupe le cordon) (1).

Les femmes grecques semblent avoir hésité à appeler les médecins en consultation pour les affections génitales et obstétricales ; aussi la gynécologie et les accouchements étaient-ils pratiqués presque exclusivement par les sages-femmes, et l'auteur hippocratique (2) du *Traité des Maladies des Femmes* constate le peu d'expérience des médecins en ces matières, parce qu'on avait rarement recours à leurs offices (Hipp., I, 62). Dans l'*Hippolyte* d'Euripide, la nourrice demande à Phèdre si elle souffre de quelque maladie qu'il faut taire (c'est-à-dire d'un caractère intime) auquel cas des femmes sont là pour la soigner (3).

A l'époque où vivait Galien les choses n'avaient pas changé ; il écrit en effet : « Les signes que constatent les sages-femmes en touchant l'utérus avec soin… » Et plus loin : « Je soutiens en conséquence que la torsion de l'utérus est la cause pour laquelle le col paraît remonté aux sages-femmes qui touchent cette partie… » (4)

Il était donc forcé que l'on s'adressât aux sages-

1. Saglio, art. *Medicus*.

2. Dans la suite, j'indiquerai Hippocrate comme auteur des traités dits hippocratiques dont je reproduirai les passages relatifs à l'avortement ; mais il importe de noter, dès maintenant, que si certains de ces écrits sont dus réellement à Hippocrate et à l'école de Cos, d'autres appartiennent, au contraire, ainsi que l'ont montré Littré et Daremberg, à l'école de Cnide.

3. Saglio, *ib.*

4. Galien, *Des lieux affectés, De l'Hystérie*, trad. Daremberg, p. 691, 693.

femmes pour obtenir l'avortement : et elles ne paraissent pas avoir songé à le dissimuler : Platon fait dire à Socrate dans son *Théétète* (1) :

« Peut-être ignores-tu encore, pauvre innocent, que je suis fils d'une sage-femme habile et renommée, de Phénarète ?... Rappelle-toi tout ce qui concerne les sages-femmes... Tu sais bien qu'aucune d'elles ne se mêle d'accoucher les autres femmes tant qu'elle peut elle-même avoir des enfants et qu'elles ne font ce métier que quand elles ne sont plus capables de concevoir. On attribue cet usage à Diane, parce que, sans enfanter elle-même, elle préside aux accouchements. Elle n'a pu confier cet emploi aux femmes stériles, la nature humaine étant trop faible pour pratiquer un art dont elle n'aurait aucune expérience ; mais la déesse a confié ce soin à celles qui, par leur âge, ne sont plus en état de concevoir, honorant en elles cette ressemblance avec elle-même ; cela me semble assez juste. N'est-il pas juste aussi et nécessaire, que les sages-femmes sachent mieux que personne si une femme est enceinte ou non. Elles peuvent même par des remèdes et des enchantements éveiller les douleurs de l'enfantement et les adoucir, délivrer les femmes qui ont de la peine à accoucher, *ou bien faciliter l'avortement de l'enfant quand la mère est décidée à s'en défaire* (2). N'as-tu pas aussi entendu dire qu'elles sont de très habiles négociatrices en affaires de mariage, parce qu'elles savent parfaitement distinguer quel homme et quelle femme il convient d'unir ensemble pour avoir les enfants les plus accomplis. »

1. Trad. V. Cousin.

2. Autre traduction : faciliter l'avortement si cela a été jugé nécessaire.

Soranus d'Ephèse expose en détail le savoir et les
qualités que l'on exigeait, de son temps, des accoucheuses : elles doivent savoir écrire, jouir d'une mémoire fidèle, d'une santé robuste, d'un tempérament
égal ; elles doivent avoir de longs doigts effilés, les
ongles courts et arrondis, tenir leurs mains très propres
et ne pas filer pour ne pas nuire à la finesse de leur
peau. Il faut qu'elles connaissent la diététique, la phar-
macie et la chirurgie usuelle. Soranus les met en garde
contre les superstitions et l'emploi des moyens abortifs, mais leur donne des conseils en vue de certaines
opérations assez difficiles, comme l'inversion du fœtus,
et prévoit le cas où l'embryotomie peut être nécessaire
pour sauver la vie de la mère. Enfin il leur recommande
d'être discrètes, « car les affaires de la maison et les
secrets de l'existence de chacun leur seront confiés (1) ».

Les sages-femmes paraissent avoir été fort considé-
rées en Grèce, où elles tenaient des maisons de pen-
sionnaires (2).

Plusieurs avaient écrit des ouvrages médicaux : Salpé,
Laïs, Elephantis, dont les travaux ne nous sont pas
parvenus, mais que citent Pline l'Ancien et Galien ;
Aspasie, Métrodora dont un traité sur les *Maladies des
Femmes* est resté inédit à Florence (3). Le nom d'Antio-
chis est parvenu jusqu'à nous parce que le médecin
Héraclide, de Tarente, dédia à cette sage-femme quelques-uns de ses livres. Enfin Moschion nous a transmis
une partie des écrits de Cléopâtre.

Il semble d'ailleurs que les sages-femmes aient pra-

1. Saglio, *Medicus*.

2. Aristophane, *Lysistrata*, 746.

3. Saglio, *Medicus*.

tiqué parfois l'avortement dans un but thérapeutique :

« Il y a des femmes qui par le fait de la conception sont mises dans un état dangereux à cause de l'étroitesse du col de l'utérus ou parce que la matrice tout entière est trop petite et ne peut suffire à la nutrition de l'enfant, ou parce qu'à l'orifice de la matrice il existe des condylomes, des fissures ou quelque autre défectuosité de nature telle qu'il eut été plus utile à la femme de n'avoir pas conçu ; que si pourtant elle est enceinte, il serait préférable de tuer le fœtus plutôt que de le couper (1). » Il s'agit bien là d'un cas de dystocie d'origine maternelle, justifiant l'avortement ou l'embryotomie (2).

Au reste, parmi les nombreux abortifs cités par Hippocrate et que nous énumérons dans le paragraphe suivant, beaucoup ont, dans l'esprit de l'auteur, une justification thérapeutique :

« Préparation pour accélérer l'accouchement quand il est difficile (3). Expulsif en pessaire quand l'enfant

1. Soranus d'Ephèse, *Traité des Maladies des Femmes*, c. XVIII, trad. Hergott.

2. Au vi⁰ siècle, Moschion qui résume le *Traité des Maladies des Femmes* de Soranus, sous forme de questions, est tout à fait précis :

« Peut-on faire usage de substances abortives? On ne le doit pas pour quelques-unes, car la mission du médecin est de guérir ce que la Nature a commencé et non de le détruire. Mais il y en a qui veulent faire usage d'abortifs non pour cause d'adultère, ni pour un motif intéressé, mais à cause d'obstacles siégeant à l'orifice de la matrice ; une femme qui devient enceinte dans ces conditions pourra faire usage d'abortifs, attendu qu'il est préférable d'exterminer le produit de la conception que de s'exposer à ne pouvoir accoucher quand le moment en sera venu puisque l'enfant ne pourra sortir et qu'elle serait menacée alors d'un très grand danger. » (Trad. Hergott, p. 57.)

3. Hipp., *Des maladies des femmes*, liv. I, § 77. Littré, p. 171.

meurt (1). Autre qui s'administre en infusion pour débarrasser la matrice, quand le fœtus tué par le froid que produit un vent glacial se putréfie. Autre expulsif qui chasse l'enfant frappé d'apoplexie. Autre breuvage expulsif qui chasse l'enfant devenu livide (2). Pessaire pour détruire et débarrasser le fœtus qui ne fait aucun mouvement. »

Dans ce dernier cas, il ne s'agit pas d'une substance abortive donnée au cours de l'accouchement, comme ce peut être le cas pour l'enfant apoplectique ou livide : le doute n'est pas possible puisqu'il est question d'un pessaire. Or, on sait combien sont insuffisants pour nous renseigner sur l'état de souffrances d'un enfant, les chocs perçus par la mère qui d'ailleurs « sent remuer » seulement vers le milieu de la grossesse. Ces mouvements peuvent cesser d'être perçus par la mère, sans qu'on soit en droit d'en conclure à la mort de l'enfant. Hippocrate, qui ne disposait pas de l'auscultation du cœur fœtal, faisait de l'avortement criminel sans le savoir.

Dans le traité des Epidémies, il est dit que lorsque « des femmes grosses éprouvent de la douleur à la suite d'une chute, d'un effort, d'un coup, les trois jours qui suivent montrent d'ordinaire si elles doivent avorter (3). » En cela Hippocrate est d'accord avec la théorie obstétricale moderne qui, contrairement à l'opinion populaire, se refuse à attribuer l'avortement à un traumatisme datant de plus de quelques jours. Mais il paraît là encore pour le moins imprudent dans sa thérapeu-

<hr>

1. *Loc. cit.*, p. 177.
2. *Loc. cit.*
3. Hipp., *Des Epidémies*, liv. VII, § 73, trad. Littré.

tique qui consiste à provoquer l'avortement, lorsqu'a-
près un traumatisme il n'a pas eu lieu spontanément :
« Quand une femme se blessant, l'enfant ne sort pas,
soit parce qu'il est putréfié et gonflé, soit par quelque
autre cause de ce genre : jus de poireau et d'ache exprimé
à travers un linge, une cotyle d'huile de rose, un quart
de cotyle de graisse d'oie, trois oboles de résine fondue
dans de l'huile ; alors, ayant fait les pieds plus élevés
que la tête, infuser dans la matrice ; la femme couchée
gardera cette infusion le plus longtemps qu'elle le
pourra ; puis elle restera sur son siège pendant quatre
jours ; après quoi sort l'embryon putréfié (1). »

Il est vrai qu'Hippocrate nous a fait l'aveu de l'incom-
pétence des médecins grecs en obstétrique, spécialité
qu'ils abandonnaient à leurs collègues féminins.

§ 3. — LES PROCÉDÉS

On sait que les méthodes abortives peuvent être
classées en deux groupes : le premier comprend l'emploi de médicaments abortifs ; le deuxième, des manœuvres abortives. Celles-ci peuvent être elles-mêmes
divisées en : perforation des membranes, décollement
des membranes, excitation mécanique des contractions
utérines. De nos jours, le décollement des membranes
est habituellement obtenu par une injection intra-
utérine ; les contractions utérines par l'excitation du
col, soit à l'aide d'injections vaginales chaudes (procédé insuffisant), soit par la dilatation du col.

1. Hipp., *Des maladies des femmes*, trad. Littré.

Nous allons voir que les Grecs paraissent avoir usé de tous ces procédés, avec une inégale fréquence :

1° *Les substances abortives.*

L'emploi des substances abortives par voie digestive était pour eux la méthode de choix.

La liste est longue des recettes préconisées par Hippocrate (je rappelle que beaucoup sont indiquées par lui comme devant procurer l'avortement thérapeutique) :

« Racines de laurier ou les jeunes pousses, en râcler un demi oxybaphe, donner à boire chaud dans du vin. — Dictame, 2 oboles, piler, boire dans eau chaude. — Ou bien, aurone, une drachme, baies de cédros, anis, piler dans un cyathe de vin doux, ajouter un cyathe de vieille eau, donner à boire.

« Ou bien dictame, une obole, myrrhe, une obole, anis, 2 oboles, nitre, une obole, bien broyer, verser un cyathe de vin doux et 2 cyathes d'eau chaude, donner à boire, puis laver avec de l'eau chaude.

« Térébenthine, miel, huile le double du miel et de la térébenthine, vin de bonne odeur, aussi agréable que possible, mêler, faire tiédir, donner à boire plusieurs fois ; cela remettra aussi la matrice si elle est enflammée.

« Autre expulsif qui chasse l'enfant frappé d'apoplexie : helxine (convolvulis arvensis) piler dans du vin et donner à boire. — Autre breuvage expulsif qui chasse l'enfant devenu livide : racine d'ellébore noir pilée menu, une pincée ; myrrhe gros comme une fève, donner à boire dans du vin doux (1). »

1. Hipp., *Des maladies des femmes*, § 77, tr. Littré.

On sait qu'il est bien peu de substances réellement abortives et que la plupart de celles réputées telles, n'amènent la mort et l'expulsion du fœtus qu'à des doses toxiques pour la mère (c'est le cas des purgatifs drastiques). Aussi la préparation devait être ou inopérante, ou dangereuse, et les accidents fréquents ; nous verrons que c'est aussi l'avis d'Hippocrate.

Il est certain que la science des poisons était poussée très loin en Grèce ou Hécate découvrit l'aconit (Diodore, I, iv, 45) et empoisonna son père, où Circé, reine des Sarmates empoisonna son mari. Mais les accoucheuses devaient mêler à un peu de chimie vraie, beaucoup de sorcellerie. Pline, qui nous indique avec sérieux des méthodes thérapeutiques vraiment extravagantes et relevant de la magie, fait montre toutefois d'un scepticisme plus scientifique à l'égard des recettes des sages-femmes grecques Laïs et Elephantis :

« Ne igne quidem vincitur, quo cuncta ; cinis que etiam ille, si quis aspergat lavandis vestibus, purpuras mutat, florem coloribus adimit, ne ipsis quidem feminis malo suo inter se immunibus. Abortum facit illitus, aut si omnino prægnans supergrediatur. Quæ Laïs et Elephantis inter se contraria prodidere de abortivis, carbone e radice brassicæ, vel nupti, vel tamaricis in eo sanguine exstincto : item asinas non concipere tot annis, quot grana hordei contacta ederint ; quæque alia nuncupavere monstrifica, aut inter ipsas pugnantia ; quum haec fecunditatem fieri iis dem modis, quibus illa sterilatatem prænunciaret, melius est non credere (1). »

1. Pline, *Hist. Nat.*, XXVIII, 23, 4.

« Le feu même qui triomphe de tout ne peut triompher du sang menstruel : ce sang incinéré, si on en saupoudre les étoffes à laver, altère en effet la pourpre et ternit l'éclat des couleurs. Cette substance malfaisante n'épargne même pas le sexe qui en est la source : elle provoque l'avortement chez une femme qu'on en frotte ou qui seulement passe par-dessus. Laïs et Elephantis ont écrit au sujet des abortifs, des choses tout à fait contradictoires, indiquant, par exemple, un charbon de racine de chou, ou de myrte, ou de tamarix, éteint dans ce sang ; disant que les ânesses sont sans concevoir autant d'années qu'elles ont mangé de grains d'orge trempés dans ce sang, énumérant enfin tant d'autres propriétés monstrueuses ou inconciliables, car l'une assure que la fécondité est procurée par les mêmes moyens que l'autre indique pour rendre une femme stérile : le meilleur est de ne rien croire (1). »

2° *Les Pessaires.*

Les sages-femmes grecques ne se contentaient d'ailleurs pas de prescrire les médicaments abortifs par voie digestive : elles les appliquaient souvent en pessaires. De nos jours les avorteurs n'ont plus recours à ce procédé tout à fait illogique ; il est certain que les substances ainsi appliquées ne devaient agir que par l'irritation chimique ou l'infection qu'elles produisaient au niveau du col : les lésions, les plaques de sphacèle, devaient être fréquentes sur le col et le vagin.

Voici quelques-unes de ces formules indiquées par Hippocrate :

1. Trad. Nisard.

« Autre expulsif en pessaire quand l'enfant meurt : limaille de cuivre, mettre dans un linge souple et appliquer à l'orifice de la matrice : vous en retirerez avantage.

« Autre pessaire : nitre et résine, faites cuire, formez un gland, trempez dans de la graisse de volaille, appliquez.

« Autre : concombre sauvage, excréments de rats, piler bien, appliquer.

« Autre : baies de lierre blanc, sciure de cédros, broyer, mêler, faire des glands et appliquer.

« Galbanum, gros comme une olive, piler dans de l'huile de cédros et appliquer ; cela peut faire avorter et chasser ce qui tarde à sortir.

« Autre : cervelle de tortue marine, safran d'Egypte, sel d'Egypte, broyer, mêler, faire des glands et appliquer.

« Pessaire expulsif : sel d'Égypte, excréments de rats, concombre sauvage, verser par-dessus un quart de miel demi-cuit, puis prenant une drachme de résine, la jeter dans le miel, le concombre et les excréments de rats, bien broyer le tout, faire des glands et appliquer à la matrice tant que cela paraîtra convenable.

« Autre expulsif : coriandre avec la racine, nitre, nétopon, la femme mettra cela en pessaire et marchera.

« Pour détruire et chasser le fœtus qui ne fait aucun mouvement : alun fendu, une drachme, myrrhe autant, ellébore noir, trois oboles, bien broyer dans du vin doux, faire des glands et appliquer jusqu'à ce qu'ils se dissolvent peu à peu (1). »

1. Hipp., *Des Maladies des Femmes*, l. 1, § 78, tr. Littré, p. 185, 187.

On est tenté de sourire en voyant préconiser des pessaires à base d'excréments de rats ; mais seuls devaient agir ceux capables d'amener une infection de la cavité utérine et de son contenu (1).

Au reste d'autres méthodes hippocratiques ne pouvaient qu'être inopérantes :

« Autre pessaire qui se porte en sachet : résine, graisse de volaille, piler ensemble, mêler et attacher sur l'ombilic et le ventre. »

« Fumigation expulsive, capable aussi de faire sortir du sang hors de la matrice : mettre des feuilles de saule sur le feu et fumiger ; on fera asseoir la femme et on la laissera jusqu'à ce que la vapeur entre dans la matrice. »

3° *Les manœuvres abortives.*

Voyons maintenant ce que disent les textes des manœuvres abortives à proprement parler :

Au paragraphe 91 des *Maladies des Femmes* l'auteur hippocratique me paraît on ne peut plus précis :

« Prendre un rameau d'ellébore noir, long de six doigts, le rouler dans la laine, en laisser l'extrémité nue, puis l'introduire aussi avant que possible ; quand elle est tachée de sang la retirer. »

« Autre : tige tendue de chou frottée de nétopon par le bout et introduite (2). »

1. J'ai vu, dans un service d'hôpital, une Bretonne inculte, qui avait réussi à se faire avorter en introduisant au fond de son vagin deux pommes de terre crues et non pelées ; elle en fut quitte pour un mois d'hôpital et un curettage.

2. *Des Maladies des Femmes*, § 91, Littré, p. 221.

Il s'agit bien là d'une perforation de l'œuf. Rouyer et d'autres après lui ont prétendu qu'en Grèce et à Rome l'avortement était obtenu seulement au moyen de breuvages ; je crois au contraire que de façon précoce les manœuvres abortives ont été pratiquées en Grèce, puis à Rome, importées probablement par les sages-femmes grecques. *A priori*, il n'est pas surprenant qu'il en ait été ainsi ; l'introduction d'une tige dans l'orifice du col, voire même une injection intra-utérine sont, abstraction faite des conditions d'asepsie, évidemment non réalisées, des interventions plus faciles que celles pratiquées à l'École de Cos ou à celle de Cnide : les Cnidiens incisaient les reins atteints de suppuration d'origine calculeuse, réséquaient des côtes pour évacuer les épanchements pleuraux, enlevaient les polypes et s'occupaient particulièrement des maladies des femmes. L'École de Cos avait un arsenal chirurgical assez perfectionné qui lui permettait de trépaner les os du crâne, de pratiquer l'ouverture de l'empyème et des abcès du foie (1).

Je sais bien qu'il existe un texte de Galien quelque peu troublant :

« Dans les premiers jours de la grossesse et surtout le jour même où la conception a eu lieu, la femme sent un mouvement et comme un retour de l'utérus sur lui-même ; quand ces deux circonstances se réunissent, quand l'orifice utérin se ferme sans être atteint d'une inflammation ou d'une autre affection, et quand ce fait est accompagné d'une sensation de mouvement dans l'utérus, les femmes croient dès lors qu'elles ont conçu et qu'elles retiennent le sperme. Ces faits, ce n'est pas

1. Voir Boinet, *les Doctrines médicales*, 1911.

nous qui les imaginons ; vérifiés par une longue expérience, ils sont reproduits par presque tous ceux qui ont écrit sur ces matières. *Hiérophile n'a pas hésité à écrire que le bout même d'une sonde ne pourrait être introduit dans l'orifice utérin avant que la femme accouche* ; qu'il ne s'y trouve pas le moindre écartement avant qu'elle commence à concevoir et que l'ouverture s'élargit pour laisser passer le flux menstruel. Tous les autres écrivains qui ont traité ce sujet sont d'accord avec lui ; et le premier de tous les médecins et philosophes *Hippocrate, a déclaré que l'orifice utérin est fermé pendant la grossesse* et par suite d'une inflammation ; que dans la grossesse il ne s'écarte pas de son état naturel, tandis qu'une inflammation le rend dur. Quand vient le tour de la faculté opposée, c'est-à-dire de la faculté expulsive, l'orifice s'ouvre, tout le fond de la matrice descend le plus près possible de l'orifice en poussant au dehors le fœtus (1). »

Tout d'abord Galien n'était pas gynécologue, cette branche de l'art étant, nous l'avons vu, l'apanage des femmes-médecins ; on a d'ailleurs l'impression qu'il n'a pas vérifié ce qu'il avance (auquel cas il en aurait reconnu l'inexactitude) puisqu'il dit : « Ces faits, ce n'est pas nous qui les imaginons... ils sont reproduits par presque tous ceux qui ont écrit sur ces matières. » Pour ce qui est d'Hippocrate, nous avons vu qu'il agit en sens inverse de l'opinion que lui prête Galien : nous n'en sommes pas à une contradiction près dans les écrits hippocratiques.

Aussi bien voici une autre preuve des manœuvres

---

1. Galien, *Des Facultés Naturelles* III, III, trad. Daremberg, p. 287.

abortives : que l'on veuille bien se reporter au texte que j'ai reproduit au sujet des traumatismes : « jus de poireau et d'ache exprimé à travers un linge, une cotyle d'huile de rose, un quart de cotyle de graisse d'oie, trois oboles de résine fondue dans de l'huile ; alors, ayant fait les pieds plus élevés que la tête, infuser dans la matrice... après quoi sort l'embryon. »

Cette fois, il ne s'agit pas d'une perforation des membranes, mais d'un décollement par injection. Il en est d'autres formules :

« Autre qui s'administre en infusion pour débarrasser la matrice quand le fœtus tué par le froid que produit un vent glacial, se putréfie, bien piler du safran à la dose d'un drachme dans la graisse d'oie, infuser dans la matrice et laisser le plus longtemps possible. » Il est curieux de remarquer qu'aujourd'hui encore le safran passe pour avoir des vertus emménagogues et abortives.

Voici enfin deux textes qui me paraissent démontrer que dès l'époque d'Hippocrate on savait passer une sonde dans le canal cervital : le premier est un traitement destiné aux femmes qui avortent régulièrement au deuxième mois :

« On doit faire des injections dans la matrice et y produire surtout de l'air par les médicaments suivants mis en pessaire : intérieur d'un courge pilé et passé, un peu de silphion, incorporer un peu de ce mélange dans beaucoup de miel très cuit, lui donner une consistance suffisante pour que le col utérin le reçoive, en mettre tout autour d'une sonde, porter à l'orifice et pousser profondément jusqu'à pénétration à l'intérieur de la matrice ; quand le médicament est fondu, on ôte la sonde ; et derechef préparant de la même façon l'élatérion et le concombre sauvage, on applique de la même façon (1). »

Le second est extrait de *La Nature de la Femme,* § 37 : « (Si le col est fermé) immédiatement après le bain d'eau ou de vapeur, introduisez la sonde, ouvrez l'orifice utérin, dilatez-le (2). »

Il suffit d'ailleurs de voir les speculums perfectionnés, ensevelis dans les ruines d'Herculanum et de Pompeï, en —79, pour imaginer l'habileté des sages-femmes. Le speculum (διόπτρα) existait depuis longtemps et il n'est pas douteux qu'il servait à la perforation de l'œuf. Un texte de Soranus lève d'ailleurs toute hésitation pour la fin du Ier siècle :

« Avant tout il faut éviter tout ce qui pourrait léser le fœtus, il y aurait danger à ce qu'une partie voisine fut blessée. » Le même danger subsiste aujourd'hui et il n'est pas rare de voir à l'autopsie des femmes victimes de manœuvres abortives, des perforations des culs de sac vaginaux ou des parois utérines.

Le fait que Soranus signale leurs complications prouve d'une façon absolue l'existence de ces manœuvres.

Plus tard Oribase qui compila, pour l'empereur Julien, tous les ouvrages médicaux existant à son époque, précise d'après Antyllus, la technique des injections vaginales et utérines :

« Nous administrons spécialement des injections de l'utérus avec l'instrument fabriqué à cet effet, tandis que dans la cavité qui le précède (vagin) on fait des injections à l'aide d'un petit soufflet ; mais les substances qu'on injecte aussi bien dans l'utérus que dans le vagin

1. Hipp., *Des Femmes Stériles,* § 238, Littré, p. 453.
2. Hipp., *De la Nature de la Femme,* § 37, Littré, p. 313.

sont de la même espèce... Le médicament qu'on injecte doit être liquide ou tout au plus un peu plus épais que l'huile (1). »

Voici enfin un texte de Tertullien qui lève tous les doutes :

« Est etiam æneum speculum, quo jugulatio ipsa dirigitur, cæco latrocinio : ἐμβρυοσφάκτην appelant, de infanticidii officio, utique viventes infantis peremptorium. Hoc et Hippocrates habuit, et Asclepiades, et Erasistratus, et majorem quoque prosector Herophilus, et milior ipse Soranus, arti animal esse conceptum, atque ita miserti infelicissimæ hujusmodi infantiæ, ut prius occidatur, ne viva lanietur (2). »

« Il y a encore une *aiguille d'airain qui sert à faire périr secrètement un enfant dans le sein de sa mère;* on la nomme *embryophacte*, parce qu'elle a pour fonction l'infanticide, et par conséquent l'immolation d'un enfant qui vit. *Elle a été entre les mains d'Hippocrate, d'Asclepiade, d'Eresistrate, d'Hérophyle* qui disséquait même des hommes vivants, et *de Soranus* qui montra plus d'humanité. Tous étaient convaincus que l'animal était conçu, et, prenant pitié de cette malheureuse enfance, ils la tuaient pour ne pas la déchirer vivante (3). »

Au reste il est probable que les sages-femmes employaient simultanément les différentes méthodes : Aspasie et Soranus d'Ephèse se montrent en effet éclectiques.

Voici ce que dit d'après Aspasie le médecin grec

1. Oribase, trad. Daremberg, t. II, p. 442, Tiré du 1er Liv. d'Antyllus, traitant *des moyens de traitemnents externes.*

2. Tertullianus, *De Anima*, XX, 5.

3. Trad. de Genoude, p. 51.

Ætios qui vivait au v° siècle de notre ère à la cour de Constantinople :

« Si mulier ad gignendum fœtum inepta, per negligentiam conceperit, primum usque ad trigesimum dum contraria fiant his quæ supra de cura prægnantibus ad hibenda diximus, ita ut vehementissimis motibus uti jubeatur, et ut faliat, ac gravissima onera levet. Et ut decoctionibus urinam, ac menses prolectantibus atque aluum subducentibus assidue utatur, et acrioribus infusis ventrem elvat. Iu balneo item superiorem ventrem, pubem ac lumbos quotidie defricet, et in aquæ tepidæ labro diu moretur insessuque paret ex foeni græci, altæque, ac artemisiæ decocto, et cum oleo antiquo per se, vel cum rutæ succo, ac melle perfundatur... (1) »

« Si une femme, incapable de mettre au monde un fœtus, a conçu par négligence, d'abord que jusqu'au trentième jour, elle s'abstienne des boissons que nous avons recommandées aux femmes enceintes et qu'on lui ordonne d'exécuter des mouvements très violents, de sauter, de soulever des poids très lourds. Qu'elle se serve assidûment de tisanes qui provoquent les urines, les règles et les selles et qu'elle lave son ventre avec des infusions très âcres. De même au bain, qu'elle frotte tous les jours la partie supérieure de son ventre, son pubis et ses reins; qu'elle reste longtemps dans un bain d'eau tiède où entrera une décoction de fenugrec, de mauve et d'armoise, et qu'elle s'enduise d'huile antique seule ou mêlée à du suc de rue ou de miel. »

Aspasie emploie déjà la rue, encore en usage aujour-

---

1. Acti medici græci contractæ ex veteribus medicinæ tetrabiblos, IV. Sermo quartus, cap. XVIII. Stephanus, MDLXVII, p. 786.

d'hui chez les avorteurs et qui jouit de propriétés abortives réelles ; l'armoise qui passe également de nos jours, à moins juste titre, pour avoir les mêmes vertus. Elle y joint le massage violent de l'abdomen qui peut augmenter les contractions utérines.

Soranus insiste beaucoup sur les secousses de la voiture et ajoute la saignée :

« La conception ayant eu lieu, il faudra pendant les trente premiers jours, pour la contrarier, faire usage des moyens dont nous avons parlé, pour dissoudre la semence ; marcher beaucoup, supporter les secousses des voitures et sauter, et porter des fardeux très lourds, au-dessus de ses forces. Il faudra faire usage de décoctions diurétiques qui aussi provoquent la menstruation ; relâcher le ventre en prenant des lavements irritants ; onctionner de temps en temps le corps, le frictionner, surtout la région du pubis, le bas ventre et les lombes ; chaque jour, on lavera la femme avec de l'eau pas trop chaude, tiède ; elle prendra des bains prolongés après avoir bu un peu de vin léger et pris des aliments âcres dont nous avons parlé. Si cela ne suffit pas, elle prendra des bains de siège dans une décoction de fenugrec, de mauve, de guimauve et d'artémise ; ces décoctions pourront servir pour faire des cataplasmes ; elle fera des injections d'huile rance seule, ou additionnée de suc, ensuite de miel, ou d'huile d'iris, ou d'absinthe avec du miel, ou de l'opopanax ou fleur de sel, avec de la rue, et du miel avec du baume tyriaque. Si l'avortement tarde à se faire, il ne faudra pas continuer à faire usage de cataplasmes simples, mais les composer avec de la farine de lupin et du fiel de bœuf et d'autres topiques de ce genre, parmi lesquels on cite le cyclamen, le concombre sauvage, l'artémise, de chaque 5 dr., d'absinthe de coloquinte, 3 dr., des grains de cnide n° XX, nitre dr. VIII, d'huile de ciprin en quantité suffisante pour en faire un emplâtre ; après avoir chauffé le bas ventre, on appliquera sur le ventre, puis sur les lombes une décoction d'artémise ; en même temps on introduira dans le vagin des figues sauvages avec du nitre ou une autre substance de la même espèce, ou on huilera avec de l'huile rance additionnée de résine de cèdre. Si la semence n'est pas détruite par les moyens que nous venons d'indiquer, il faudra en employer de plus efficaces et en venir à l'avortement (φθόριον) non plus au hasard et sans circonspection. Car toute corruption du fœtus est périlleuse, surtout si la femme est en bonne santé et robuste, l'utérus plus dur et plus dense. C'est pourquoi il faut éviter le deuxième et le quatrième mois, car, naturellement et nécessairement, ces mois apportent quelques dispositions morbides aux souffrances et une prédisposition aux maladies. Il faudra donc choisir le troisième mois, pas avant ni après. La femme qu'on devra faire avorter y sera préparée pendant trois ou quatre jours par des bains prolongés, une diète et des pessaires émollients ; il faudra qu'elle s'abstienne de vin ; puis on fera une saignée copieuse, car ce qu'Hippocrate dit dans ses Aphorismes ne s'applique pas aux femmes qui souffrent d'astriction, mais cela est vrai pour les femmes bien portantes : « Une femme enceinte saignée est exposée à avorter », d'autant plus que le fœtus est plus avancé. Car de même que la sueur, l'urine et les selles se portent en dehors quand les parties qui les renferment sont relâchées, de même aussi le produit de la conception sort de l'utérus quand ce dernier est relâché. Après la

saignée, la femme fera bien de s'exposer aux chocs de
la voiture ; l'ébranlement des parties sera beaucoup plus
efficace sur les tissus qui auront déjà été débilités ; on
fera usage aussi d'un pessaire émollient. Si la femme ne
supporte pas la saignée, il faudra commencer par relâcher les parties au moyen des bains, de pessaires émollients, de boissons aqueuses, la diète alimentaire et le
relâchement du ventre par les lavements émollients ;
ce n'est qu'après qu'il faudra placer le pessaire dissol-
vant. Il ne faudra pas choisir ceux qui sont âcres et qui
causeraient de la chaleur. Le pessaire d'une action sûre
sera composé comme suit : iris, galbanum, grains de
cnide, térébenthine dr. I, avec huile de susine ou de
roses ou de cyprin ; enveloppez-le de laine ; il sera introduit le soir et gardé pendant toute la nuit ; le len-
demain matin on prendra un bain de siège fait avec une
décoction de fenugrec ou d'artémise ; et si l'effet n'est
pas produit, un autre topique fait avec de la semence
de violettes blanches, de nitre et d'absinthe, parties
égales, qu'on mettra dans de la laine avec du vin pour
en faire un pessaire ; ou encore : feuilles de rue, baies
de laurier, myrrhe, de chaque dr. 2 avec du vin ; comme
ci-dessus. On peut en outre faire usage de tous les emménagogues ainsi que tous les topiques... Après la corruption du fœtus, il faudra suivre un traitement anti-
phlogistique (1). »

1. Soranus d'Ephèse, *Traité des Maladies des Femmes*, ch. XVII, trad.
Hergott, p. 57.

4° *Les méthodes anti-conceptionnelles.*

En dernier lieu, je transcris quelques formules anti-conceptionnelles : voici tout d'abord à quels signes Hippocrate reconnaît que la conception aura lieu :

« Après le coït, si la femme ne doit pas concevoir, elle fait d'habitude tomber au dehors, quand elle veut, la semence provenue des deux individus ; si au contraire, elle doit concevoir, la semence ne tombe pas au dehors mais demeure dans les matrices (1). »

Sa prescription anti-conceptionnelle ne vaut guère mieux :

« Préparation pour empêcher la conception : Si une femme ne doit pas concevoir, délayer gros comme une fève de misy dans de l'eau, faire boire, et elle reste une année, pour ainsi parler, sans concevoir (2). »

Aristote conseille de lubréfier le col utérin :

« Encore une fois des lèvres lisses attestent que la conception a manqué. Aussi y a-t-il des femmes qui enduisent avec de l'huile de cèdre, avec de la céruse ou avec de l'encens délayé dans de l'huile la partie de la matrice où tombe la liqueur séminale (3). »

Aspasie est là encore mieux renseignée :

« Proinde ut ne mulier concipiat, primum caveat ne temporibus conceptui idoneis cum viro coëat, incipientibus videlicet aut desinentibus mensibus. In ipso vero concubitus tempore, quum vir semen ejecturus est,

<hr>

1. Hipp., *De la Génération*, trad. Littré, t. VII, p. 477.
2. Hipp., *Des Maladies des Femmes*, liv. I, § 76, trad. Littré.
3. Aristote, *Hist. des Animaux*, liv. VII, ch. III.

spiritum detineat, ne in uteri cavitatem semen feratur, statimque exurgat ac genibus innixa sternutamenta cieat, et pudendum probe detergeat. Ad prohibendum etiam conceptum, os uteri cum melle illinere oportet, aut cum opobalsamo, aut cedria per se vel cum cerussa. Item cum cerato myrteo liquido cerussa admixta alumine liquido : aut galbano cum vino. Talia enim frigida, meatus obducentia ac adstringentia, ante coïtum os uteri claudunt et semen in ejus cavitatem penetrare non sinunt (1). »

« Ainsi pour qu'une femme ne conçoive pas, d'abord qu'elle se garde pendant les temps propres à la conception d'aller avec l'homme, c'est-à-dire au début et à la fin des mois (règles). Mais pendant le temps même de l'accouplement, au moment où l'homme va éjaculer le sperme, qu'elle retienne son souffle pour empêcher le sperme d'entrer dans la cavité de l'utérus, qu'elle se lève aussitôt, et que, s'étant mise à genoux, elle provoque des éternuements, et qu'elle essuie avec grand soin les parties honteuses. Et pour éviter la conception, il faut enduire l'ouverture de l'utérus avec du miel, ou du baume ou de la résine de cèdre seule ou mêlée de céruse, ou d'un enduit liquide de myrte mélangé de céruse, ou d'alun liquide, ou de galbanum avec du vin : de telles substances froides bouchant les passages ou les resserrant ferment l'ouverture de l'utérus avant le coï. et ne laissent pas entrer le sperme dans sa cavité. »

Soranus d'Éphèse s'étend longuement sur les méthodes anti-conceptionnelles ; mais il ne les indique que pour les femmes chez qui la grossesse présenterait, pour

---

1. Aetii, *Medici contractæ ex veteribus medicinæ tetrabiblos*, IV Sermo quartus, Stephanus c. XVI, p. 785.

des raisons anatomiques, de graves inconvénients.

« Pendant cet acte (le coït) au moment où l'homme est sur le point d'éjaculer, la femme retiendra un peu l'haleine et se glissera en arrière afin d'éviter que, pendant l'émission, la semence arrive dans la cavité utérine ; immédiatement après elle se lèvera, se mettra à genoux, essuiera avec soin le pourtour de l'orifice du vagin ; cela fait elle provoquera un éternuement et boira un peu d'eau fraîche ; pour éviter la conception avant le rapprochement elle enduira le col avec de l'huile rance ou avec du miel, ou avec de la décoction de racine de cèdre, ou de l'opobalsamum seul, ou avec de la céruse, ou du cérat liquide avec de l'huile de myrte et de la céruse, ou de l'alun liquide, ou avec du galbanum mêlé de vin ; ou bien un flocon de laine douce sera introduit dans l'orifice utérin, ou bien la femme introduira dans le vagin avant le coït, un pessaire astringeant ayant la propriété de durcir la semence. Ces remèdes, bien qu'ils soient astringeants et réfrigérants, ont la propriété de resserrer l'orifice utérin et de ne pas permettre à la semence de pénétrer dans la cavité utérine et d'y rester, mais ils ont aussi la propriété de provoquer la secrétion d'un autre liquide dans l'utérus. Nous en mentionnerons quelques-uns : l'écorce de pin, le sumac des tanneurs, de chacun partie égale, broyés avec du vin de raisins ; avant le coït on introduira un petit peloton de laine imbu de ce liquide et on l'enlèvera deux ou trois heures après ; autre moyen : racine de panais et de la terre de cimolia, de chaque partie égale, triturées ensemble avec de l'eau, qu'on emploiera de la même manière, ou la partie interne de l'écorce de grenade triturée avec de l'eau, même usage. Avec deux

parties d'écorce de grenade, de noix de Galle une partie, triturées, on en fera une petite boule qu'on placera
(dans le vagin) après la cessation des règles ; de l'alun
liquide ou de l'écorce de grenade triturée avec de l'eau,
dont on imbibera de la laine ; avec des Galles non mûres, partie interne de la grenade, gingembre, de chaque
2 drachmes, triturées ensemble avec du vin, on fera des
pilules de la grandeur d'un pois qu'on séchera à l'ombre
et qu'on placera avant le coït — ou avec des chairs de
figues broyées avec du nitre, qu'on placera de même ;
ou bien avec des écorces de grenade triturées avec
même quantité de gomme et additionnées d'huile de
rose, même emploi ; ensuite la femme prendra comme
boisson de l'eau miellée. Il faut éviter les substances
âcres, à cause de l'ulcération qu'elles causent. On fera
usage de tous ces médicaments après la cessation de la
menstruation. Quelques-unes feront bien de prendre
du suc de cyrénaïque, la valeur d'un pois, dans deux
hémines d'eau à la fin de la menstruation ; ou bien
opopanax et suc de grenade, semence de rue, de chaque deux oboles, enrobés de cire, à donner à manger,
après quoi on boira de l'eau et du vin, on pourra même
mélanger cela avec du vin coupé ; ou bien semence de
violettes et de myrtes, des deux un tribole, poivre blanc
deux grains, macérés dans du vin pendant trois jours,
ou bien une demi-obole de semence de roquette (bras-
sica-eruca) mélangée avec de l'oxymel. La stérilité est
produite aussi avec de l'eau des forgerons qui a servi à
refroidir le fer, bue habituellement, surtout après la cessation de la menstruation ; non seulement ces moyens
empêchent la conception de se produire, mais ils tuent
le fœtus. A notre avis, le grand danger, le grand mal

qui résulte aussi de l'emploi de ces moyens, est de troubler l'estomac, d'alourdir la tête et d'éveiller de fâcheuses sympathies. D'autres font usage d'amulettes et pensent obtenir par antipathie ce qu'elles désirent ; on y met des utérus de taupes et des saletés trouvées dans leurs oreilles, remèdes trompeurs comme on le voit, quand on veut en constater l'effet (1). »

Le sens clinique de Soranus se révolte contre les procédés de magiciens.

Oribase en revanche n'a pas fait de progrès :

« Pour empêcher la conception, buvez de la racine de fougère mâle ou de fougère femelle dans du vin d'un goût sucré, des fleurs et des feuilles de saule, des fleurs de chou dans du vin, après la copulation ; mais quand on veut, avant la copulation, prévenir la conception, on oint le membre viril de l'homme avec du suc d'hédyosme (ἡδύοσμον). De la fleur de chou broyée et appliquée en pessaire après la copulation ne permet pas à la semence de se coaguler ; avant la copulation on injecte dans le vagin une décoction de graines de coronille (2). »

§ 4. — LES RÉSULTATS

Hippocrate qui prescrit l'avortement chaque fois que le fœtus est livide, apoplectique ou immobile ou que la mère a reçu un choc sur l'abdomen a certainement de bonnes raisons de conclure qu'il est bien difficile de mener une grossesse à terme :

« Pour peu qu'il survienne quelque chose d'inhabitué au fœtus alors qu'il est jeune, il meurt ; ce qui arrive

1. Soranus d'Éphèse, ch. XVII, trad. Hergott.
2. Oribase, trad. Ch. Daremberg, t. V, § VII, p. 116.

aussi quand la femme mange et boit des substances qui lui dérangent fortement le ventre à cette époque de la vie fœtale, vu que la matrice se ressent du flux intestinal. Un excès de fatigue, ou le resserrement du ventre, ou le gonflement abdominal suffisent encore pour expulser le fœtus, qui est échauffé par la fatigue et pressé par le ventre : car, en général, les fœtus tout petits sont sans force. Il arrive aussi qu'on avorte d'enfants déjà grands. Aussi les femmes ne doivent-elles pas s'étonner d'avorter involontairement ; car il faut beaucoup de précautions et de connaissances pour mener à terme le fœtus, le nourrir dans la matrice, et le mettre au monde dans l'accouchement (1). »

Hippocrate constate avec la même philosophie calme et résignée que l'avortement exige des manœuvres vraiment périlleuses :

« Les dangers sont plus grands pour la femme qui avorte, les avortements étant plus pénibles que les accouchements. Il n'est pas possible, en effet, qu'il n'y ait pas violence dans l'expulsion de l'embryon, soit par un purgatif, soit par une boisson, soit par un aliment, soit par des pessaires, soit par toute autre cause. Or, la violence est mauvaise, amenant le risque ou de l'ulcération ou de l'inflammation de la matrice ; ce qui est très périlleux (2). »

Le péril, — il n'est pas pour nous surprendre après les manœuvres que nous avons passées en revue — c'est l'empoisonnement par l'absorption de substances toxiques et l'infection puerpérale à la suite de ponction ou d'injection septiques. En voici l'aveu :

1. Hipp., *Des Maladies des Femmes*, § 25, trad. Littré, I. VIII, p. 69.
2. *Ib.*, 1, § 72, p. 155, trad. Littré.

« La fièvre et l'hydropisie saisissent la patiente. A mesure que le mal se prolonge, la douleur s'empare du bas ventre, des flancs et des lombes. Cette maladie vient surtout à la suite d'un avortement (1). »

Et voici une observation soit d'empoisonnement, soit de péritonite :

« La femme de Simus, avortant au trentième jour, à la suite de quelque abortif en breuvage ou spontanément, il survint de la douleur ; vomissements de matières bileuses, abondantes, jaunes, porracées, noires, quand elle buvait. Le troisième jour spasmes ; elle se mordait la langue. Je la visitai au quatrième jour : langue noire, grosse, le blanc des yeux rouge ; insomnie ; elle mourut le quatrième jour dans la nuit (2). »

Soranus ne nous cache pas que l'avortement provoqué s'accompagne souvent de symptômes graves.

« Quand la corruption du fœtus est imminente chez une femme, les signes qui l'annoncent sont : l'écoulement d'un liquide aqueux qui devient sanieux, sanguinolent, puis ressemblant à de la lavure de chair. Si la dissolution est proche, l'écoulement devient sanguin, il s'échappe des caillots de sang ou des morceaux de chair informes ou de forme qui varie suivant le moment ; la plupart des femmes éprouvent des douleurs dans les lombes, le bassin, le bas ventre, les aines, dans la tête, les yeux et les articulations, et des pincements de l'estomac ; un sentiment de froid parcourant tout le corps ; puis il survient de la sueur, des lipothymies, quelquefois de la fièvre avec des horripilations. Il en est qui éprouvent des spasmes lombaires, de l'opisthotonos,

1. Hipp., *De la Nature de la Femme*, § 11, t. VII, trad. Littré.
2. Hipp., *Des Épidémies*, t. VII, § 74, Littré, p. 433.

des spasmes épileptiques, d'autres ont des sanglots, des secousses et perdent la voix. La plupart de ces phénomènes se présentent chez celles qui, par des médicaments, ont provoqué la corruption du fœtus ; quand l'avortement est spontané, il se produit, comme dit Hippocrate, un affaissement des mamelles, sans motif ; et ainsi que dit Dioclès, un sentiment de froid dans les cuisses ; de la douleur commençant dans les lombes, puis l'expulsion a lieu (1). »

Les suites ne sont pas moins graves :

« Un accouchement, un avortement... peuvent produire une hémorragie qui se manifeste par un écoulement subit et considérable de sang par les parties génitales ; il en résulte pour la malade de la faiblesse, un état de souffrance, de l'émaciation, de la pâleur et une aversion pour les aliments ; au bout de quelque temps l'accident se reproduit. Cette hémorragie est un accident grave car il ne peut être arrêté par la compression digitale, ni par le soulèvement des vaisseaux, moyennant un crochet... Nous pouvons distinguer le lieu d'où il provient avec plus de sûreté en nous servant du speculum (διόπτρω) (2). »

Dans d'autre cas la complication est une septicémie ou une péritonite :

« Le nom inflammation que les Grecs appellent φλεγμονή, vient du verbe φλέγειν (brûler), et non, comme le veut Démocrate, de φλέγμα (mucus), qui n'est pas la cause de la maladie. D'autres inflammations précèdent

1. Soranus d'Éphèse, ch. XVIII, trad. Hergott. On trouve la même description dans Aétius, *Tetrabiblos*, IV, Sermo Quartus, ch. XIX.

2. Soranus d'Éphèse, *De l'hémorragie utérine*, ch. XLIX, trad. Hergott p. 161.

toujours celle de la matrice ; ses causes les plus fréquentes sont un refroidissement, la fatigue, l'avortement et l'accouchement mal soigné. Quand l'utérus est enflammé, apparaissent des signes propres qui indiquent quelle est la partie qui est particulièrement atteinte. L'utérus est enflammé tantôt dans sa totalité, d'autres fois c'est l'orifice, le col, le fond, la cavité supérieure ou inférieure ou les côtés, quelquefois une de ces parties, quelquefois la plupart d'entre elles, sont enflammées. Les signes généraux se présentent de la manière suivante : une fièvre survient, ainsi que de la douleur dans la partie malade et des pulsations, une tumeur à l'hypogastre, de l'ardeur et de la sécheresse dans les parties génitales, une tension dans les fesses, une pesanteur dans les lombes, un vide dans les côtés ; dans le bas ventre, dans les aines, dans les cuisses, un sentiment de froid et des douleurs pongitives, une torpeur dans les pieds, un poids dans les genoux, une sueur générale ; le pouls est petit et très fréquent, une douleur sympathique de l'estomac accompagne ces symptômes ainsi qu'une dépression de l'esprit et une défaillance. Dans les exacerbations, il y a des sanglots, des douleurs du cou, des mâchoires, de la tête et des yeux, surtout du fond ; l'excrétion de l'urine ou l'évacuation alvine est empêchée, quelquefois les deux. Si l'inflammation devient plus intense, la fièvre augmente ainsi que le gonflement de l'hypogastre ; le délire suit, avec des claquements de dents et des convulsions. Tels sont les symptômes généraux ; les symptômes locaux sont les suivants : si l'orifice est seul malade il se ferme avec douleur... Les signes de l'inflammation de la partie située plus haut sont : une difficulté de la miction, une douleur à la région pubienne et pectinée... Après l'évacuation de la vessie, la tuméfaction sera plus facile à sentir.

« Dans l'inflammation de l'hypogastre (probablement péritonite péri-utérine) les parties externes sont plus douloureuses, mais n'empêchent pas la miction. C'est de la même manière que nous diagnostiquons les inflammations du péritoine qui ne forment pas une tumeur circonscrite (1). »

Les statistiques, on le voit, ne devaient pas être favorables.

1. S. d'Éphèse, *De l'inflammation de l'utérus*, ch. LX, trad. Hergott.

CHAPITRE V

ROME

Ici les textes sont nombreux qui nous prouvent la fréquence des avortements, du moins sous le régime impérial. Pendant la Royauté et au début de la République, l'État se développe : il a besoin de toutes ses forces ; l'enfant est une richesse pour sa famille, un objet de fierté ; il obtiendra le titre de citoyen romain ; l'armée, dont la force, seule, assure la prospérité de l'État, réclame des soldats ; l'agriculture a besoin de bras. D'ailleurs, l'austérité des mœurs était telle, qu'à une époque où la loi autorisait le divorce, il n'y en eu pas un seul durant cinq siècles : on conçoit dès lors la rareté des avortements dans la Rome primitive.

Mais peu à peu les choses changèrent : l'Orient, conquis par elle, communiqua à Rome sa corruption. Des pays vaincus, les richesses affluèrent et avec elles, le luxe puis la débauche.

Déjà, Plaute parle de l'avortement comme d'une chose normale :

ASTAPHIUM

Horresco misera, mentio quoties fit partionis :
Ita pæne tibi fuit Phronesium : i intro jam, amabo,
Vise illam, atque operire ibi : jam exibit, nam lavabat.

DINARCHUS

Quid ais, tu ? Quæ nunquam fuit prægnas, qui parere potuit ?
Nam equidem uterum illi, quod sciam, nunquam extumere sensi

ASTAPHIUM

Celabat, metuebatque te illa, ne sibi persuaderes
Ut abortioni operam daret, perumque ut enecaret (1).

ASTAPHIE

« Je frissonne toutes les fois que l'on me parle d'accouchement. Allez, vous avez bien manqué de ne plus
voir votre chère Phronésie ; entrez, je vous prie, venez
la voir ; mais attendez ici, elle va sortir, car elle était
au bain.

DINARQUE

« Quel conte me fais-tu là ? Elle n'a jamais été enceinte, comment a-t-elle pu accoucher ? Je ne me suis
jamais aperçu de la grosseur de son ventre.

ASTAPHIE

« Elle se cachait ; elle craignait que vous ne la for-
ciez à se faire avorter et à tuer son enfant. »
Plus tard Ovide, Sénèque, Martial, Aulu-Gelle, Sué-

---

1. Plaute, *Truculentus*, acte I, sc. II.

tone, Tacite déplorent de même la fréquence de l'avortement.

Juvénal se plaint que les riches matrones n'accouchent plus :

> Hæ tamen et partus subeunt discrimen, et omnes
> Nutricis tolerant, fortuna urgente, labores
> Sed jacet aurato vix ulla puerpera lecto :
> Tantum artes hujus, tantum medicamina possunt,
> Quæ steriles facit, atque homines in ventre necandos,
> Conducit (1) !

« Celles-ci, du moins, se résignent aux périls de l'enfantement et aux pénibles fonctions de nourrices ; la pauvreté les y contraint ; mais, sur leur couche dorée, à peine s'il en est parmi nos matrones qui connaissent les ennuis de la maternité : tant sont puissants l'art et les breuvages de cette mercenaire, qui fait métier de rendre stérile un sein fécond, de frapper de mort l'homme dans les flancs qui le conçurent. »

Il ne craint pas d'écrire en parlant de Julia, fille de Titus, nièce et maîtresse de Domitius :

> Quam tot abortivis fecundam Julia vulvam
> Solveret, et patruo similes effunderet offas (2).

« Julia versait de ses flancs si féconds en avortement d'infâmes lambeaux, qui par leur ressemblance même déposaient contre son oncle. »

Ammien Marcellin décrit de même les manœuvres de l'Impératrice Eusébie contre Hélène, sœur de Constance et femme de Julien :

1. Juv., Sat., VI, vers 592.
2. Juv., Sat., II, vers 32.

« Inter haec Helenæ sorosi Constantii, Juliani conjugi Cæsaris Romam adfectionis specie ductæ, regina tunc insidiabatur Eusebia, ipsa, quoad vixerat, sterilis : quæsitumque venenum bibere per fraudem illexit, ut quotiescumque concepisset, immaturum abjiceret partum. Nam et pridem in Galliis, cum marem genuisset infantem, hoc perdidit dolo, quod obstetrix corrupta mercede, mox natum præsecto plusquam convenerat umbilico, necavit : tanta tamque diligens opera navabatur, ne fortissimi virisoboles adpareret (1). »

« Pendant ce temps des pratiques odieuses étaient secrètement employées par l'Impératrice Eusébie contre Hélène, sœur de Constance et femme de Julien, qu'elle avait, sous un semblant d'affection, amenée à Rome avec elle. Frappée de stérilité elle-même, elle sut se procurer et faire prendre à sa belle-sœur, par surprise, un breuvage destiné à faire avorter celle-ci chaque fois qu'elle deviendrait enceinte. Déjà un enfant mâle, dont Hélène était accouchée dans les Gaules, avait péri par la complicité d'une sage-femme gagnée, qui opéra de trop près la section de l'ombilic, tant on attachait d'importance à empêcher qu'un grand homme ne laissât de prospérité. »

L'exemple venait de haut.

§ 2. — Les causes

Philosophiquement les Romains se rattachaient à l'École stoïcienne, pour laquelle le fœtus ne pouvait être considéré comme un être ayant une existence propre,

1. Ammien Marcellin, l. XVI, X.

n'étant qu'un fruit du ventre, une partie, un membre de la mère : *Partus, antequam edatur, mulieris portio est vel viscerum.*

D'un autre côté l'organisation de la famille romaine laissait le pater familias maître absolu de toutes les personnes placées sous son autorité, au même titre que de ses biens ; le père ayant sur son enfant le droit de mort, pouvait, à plus forte raison, le faire périr à l'état de fœtus : Plaute, nous l'avons vu, s'exprime ainsi :

« Elle te cachait sa grossesse, craignant que tu ne la forçasses à recourir à l'avortement et à tuer l'enfant qu'elle portait dans son sein. »

Donc philosophiquement et juridiquement (pendant longtemps) l'interruption de la grossesse était facultative.

Dans ces conditions, des causes nombreuses la firent provoquer.

Tout d'abord à Rome comme partout ailleurs il pouvait être utile de cacher le résultat de relations illégitimes :

Nec minore scelere quam quod ulcisci videbatur, absentem inauditamque damnavit incesti, quum ipse fratris filiam incesto non polluisset solum, verum etiam occidisset : nam vidua abortu periit (1).

« Là sans aucune formalité et par un crime plus grand que celui qu'il voulait punir, il déclare incestueuse cette malheureuse fille, sans la citer, sans l'entendre ; lui qui, non content d'avoir débauché sa nièce, avait encore causé sa mort. Elle était veuve. Leur commerce eut

—————
1. Pline le Jeune, livre IV, épist. XI.

les suites ordinaires du mariage : elle voulut les prévenir et les cacher : il lui en coûta la vie », dit Pline le Jeune en parlant de Julie, nièce et concubine de Domitius.

Les femmes vieillissaient vite à Rome. Elles étaient vieilles à trente ans, dit Rouyer (1). Il importait, en conséquence, qu'elles conservassent les attributs de la jeunesse qu'aurait pu détruire la grossesse : pas de vergetures et des seins fermes :

> Quid juvat immunes belli cessare puellas,
> Nec fera peltatas agmina velle sequi ;
> Si sine Marte suis patiuntur vulnera telis,
> Et cæcas armant in sua fata manus ?
> Quæ prima instituit teneros convellere fetus,
> Militia fuerat digna perire sua,
> Scilicet, ut careat rugarum crimine venter,
> Sternatur pugnæ tristis arena tuæ (2) ?

« A quoi sert-il aux belles de n'avoir point à se mêler dans les combats et à se couvrir du bouclier ? Sans aller à la guerre, elles se blessent de leurs propres traits, et arment contre leurs jours leurs aveugles mains ?

« Celle qui la première essaya de repousser de ses flancs le tendre fruit qu'ils portaient, méritait de périr victime de ses propres armes. Quoi ! de peur que tes flancs ne soient sillonnés de quelques rides, il faut ravager le triste champ où tu livras le combat ! »

Même motif dans Aulu-Gelle :

« Aluisse in utero sanguine suo nescio quid, quod non videret : non alere nunc suo lacte, quod videat jam viventem, jam hominem, jam matris officia imploran-

1. Rouyer, *Études médicales sur l'Ancienne Rome*.
2. Ovide, *Les Amours*, l. II, él. XIV.

tem ? An tu quoque, inquit putas, naturam feminis mammarum ubera quasi quosdam naevulos venustiores, non liberorum alendorum, sed ornandi pectoris causa dedisse? Sic enim, quod a vobis scilicet abest, pleræque istæ prodigiosæ mulieres fontem illum sanctissimum corporis, generis humani educatorem, arefacere et exstinguere cum periculo quoque aversi corruptique lactis laborant, tamquam pulchritudinis sibi insignia devenustet : quod quidem faciunt eadem vecordia, qua quibusdam commenticiis fraudibus nituntur, ut fœtus quoque ipsi, in corpore suo concepti, aboriantur ; ne æquor illud ventris irrugetur, ac de gravitate oneris et labore partus fatiscat (1). »

« On n'est mère qu'à demi lorsque après avoir nourri de son sang, dans son sein, un être qu'on ne voyait pas, on lui refuse son lait lorsqu'on le voit déjà vivant, déjà homme, déjà implorant les fonctions maternelles. Et toi aussi, ajouta-t-il, penses-tu que la nature ait donné les mamelles aux femmes comme de gracieuses protubérances destinées à orner le sein, et non à nourrir des enfants ? Dans cette idée la plupart de nos Merveilleuses (et vous êtes loin de penser comme elles) s'attachent à dessécher et à tarir cette fontaine sacrée où le genre humain puise la vie, risquant de corrompre ou de faire dévier leur lait, persuadées qu'il dégraderait ces insignes de la beauté. C'est la même folie qui les pousse à se faire avorter, pour ne pas laisser la surface polie de leur ventre se rider et s'affaisser sous le poids de l'enfant. »

Aussi voit-on Sénèque féliciter sa mère de n'avoir pas redouté la fécondité :

1. Aulu-Gelle, *Nuits att.*, l. XII, ch. 1.

« Nunquam te fecunditatis tuæ, quasi exprobraret ætatem, puduit, nunquam more aliarum, quibus omnis commendatio ex forma petitur, tumescentem uterum abscondisti, quasi indescens onus; nec intra viscera tua conceptas spes liberorum elisisti (1). »

« Jamais tu n'as rougi de ta fécondité, comme si elle te reprochait ton âge. Jamais, ainsi que les autres femmes, qui ne cherchent pas d'autre mérite que celui de la beauté, jamais tu n'as dissimulé l'ampleur de ton ventre, comme un fardeau disgracieux, ni étouffé dans tes entrailles les espérances déjà conçues de ta postérité. »

Le désir de n'interrompre pas une vie de plaisir et la crainte de la conception étaient tels, que la femme romaine n'hésitait pas à recourir aux eunuques ; si les *castrati* étaient rendus impropres à cet usage par la perte de tous les organes génitaux, les *spadones* avaient subi seulement la résection des testicules, et ceux des *thlitiæ* avaient été écrasés (2), parfois même après la puberté. Les dames romaines, dit Juvénal, en étaient friandes :

> Sunt quas euuuchi imbelles, ac mollia semper
> Osculat delectent, et desperatio barbæ,
> Et quod abortivo non est opus illa voluptas
> Summa tamen, quod jam calida matura juventa,
> Inguina traduntur medicis, jam pectine nigro
> Ergo exspectatos, ac jussos crescere primum
> Testiculos, postquam cœperunt esse bilibres,

1. Sénèque, *Consol. à Helvia*, XVI.
2. Rouyer, *loc. cit.*

Tonsoris damno tantum, rapit Heliodorus.
Conspicuus longe, cunctisque notabilis intra
Balnea... (1).

« Il en est qui trouvent délicieux l'eunuque efféminé et ses molles caresses, charmées qu'elles sont de n'avoir ni barbe à redouter, ni avortement à préparer. Ingénieuses pourtant à ne rien perdre de la volupté, elles ne le livrent au médecin qu'alors que son membre, bien développé, s'est ombragé des signes de la puberté. Jusque-là elle le laisse croître à l'aise, et dès que les testicules pèsent deux livres, arrive le médecin Héliodore, qui les ampute au seul préjudice du barbier. Honneur à l'esclave ainsi traité par sa maîtresse. Il fixe tous les regards en entrant au bain. »

Nous retrouvons la même pensée dans les épigrammes de Martial :

Omnes eunuchos habet Almo, nec arrigit ipse,
Et queritur, pariat quod sua Polla nihil (2).

« Almo n'a que des eunuques chez lui ; il est lui-même le plus eunuque de tous et il se plaint de ce que sa femme Polla est stérile. »

Cur tantum eunuchos habeat tua Gellia, quæris,
Pannice ? vult futui Gellia, non parere (3).

« Tu demandes, Pannicus, pourquoi Gellia ta femme aime tant les eunuques ? C'est qu'elle veut se livrer aux plaisirs de l'amour sans avoir d'enfants. »

Enfin Ovide conte plaisamment, comment, à titre de

1. Juvénal, *Sat.* VI, v. 368.
2. Martial, l. X, ép. 91.
3. Martial, l. VI, ép. 67 ad *Panicum, de Gellia uxore.*

représailles, les Romaines avaient formé une ligue pour l'avortement :

> Nam prius Ausonias matres carpenta vehebant :
> Haec quoque ab Evandri dicta parente reor.
> Max honor eripitur : matronaque destinat omnis
> Ingratos nulla prole novare viros.
> Neve daret partus, ictu temeraria caeco
> Visceribus crescens excutiebat onus.
> Corripuisse patres ausas immitia nuptas,
> Jus tamen exemtum restituisse, ferunt.
> Binaque nunc pariter Tageæ sacra parenti
> Pro pueris fieri virginibusque jubent (1).

« Autrefois, les dames romaines étaient portées sur des chars appelés carpentes, du nom je crois de la mère d'Evandre. Bientôt on leur refusa cet honneur ; un complot est formé : les ingrats maris ne se verront plus revivre dans de jeunes rejetons. Les mères ne veulent plus enfanter ; le fruit que recélaient leurs entrailles périt prématurément sous d'homicides et sourdes atteintes. Le Sénat flétrit les attentats de ces épouses dénaturées, mais il rétablit le privilège qu'il avait tenté de leur ravir, et ordonne qu'un double sacrifice serait offert pour la conservation des jeunes garçons et des jeunes filles, à Carmenta, la nymphe de Tégée. »

§ 3. — Les intermédiaires

Pour satisfaire une aussi nombreuse clientèle, il fallait, on le conçoit, que le clan des avorteurs fût important.

1. Ovide, *Les Fastes*, l. I.

À Rome, de même qu'à Athènes, il n'y eut pas, semble-t-il, de médecins avorteurs, bien que la majorité des médecins du Haut Empire fussent des esclaves grecs ou des affranchis (1). Les femmes romaines devaient donc s'adresser à l'accoucheuse : celle-ci appelée *obstetrix*, *iatromea* et parfois *medica*, était, au point de vue de ses droits, assimilée à ses confrères, soumise aux mêmes responsabilités (2), et fort considérée. La plupart des femmes médecins se recrutaient parmi les affranchies. Avec les médecins grecs arrivèrent à Rome les accoucheuses grecques, qui ne tardèrent pas à supplanter les matrones italiennes auprès de la riche clientèle des villes (3). Les *obstetrices* étaient parfois accompagnées des *adstetrices*, mot qui semble désigner les aides sages-femmes (4).

Enfin il existait un autre ordre de femmes qui intervenaient dans la pratique de la médecine et surtout dans celle des avortements : ce sont les *sagæ*, étymologie du mot sage-femme. Leurs fonctions étaient assez mal définies. Festus nous apprend que les prêtresses chargées des expiations, *piatrices*, étaient aussi désignées par quelques auteurs sous le nom de *sagæ*, mais ce mot avait d'autres significations et on l'employait également pour désigner les magiciennes, les sorcières, les entremetteuses, les parfumeuses et les sages-femmes. Tout ce qui avait rapport à l'amour et à la débauche était de leur compétence. Une des branches les plus lucratives de leur industrie si variée était la vente d'une foule de

1. Saglio, art. *Medicus*.

2. Dig., IX, 2, 9.

3. Saglio, *loc. cit.*

4. Rouyer, *Études médicales sur l'Ancienne Rome.*

préparations et philtres variés destinés à inspirer de l'amour (φίλτρα ou ἀγώγιμα), à faire haïr (μισήθρα) souffrir (παθήματα), sans compter ceux nombreux qui devaient amener l'avortement et empêcher la conception (1).

Nous trouvons dans une élégie de Tibulle un long passage qui nous apprend quelle était l'étendue du pouvoir attribué aux *sagæ* :

> Nec tamen huic credet conjux tuus, ut mihi verax,
> Pollicita est magico saga ministerio (2).

Un grand nombre de ces magiciennes venaient de Thessalie (3) et étaient parfois désignées sous le nom de *strix, strygis* et aujourd'hui encore il existe en Thessalie des sorcières nommées *streghe*.

Mais si les *sagæ* avaient la spécialité des avortements, les nourrices leurs faisaient parfois concurrence ; celles-ci restaient pendant fort longtemps auprès des jeunes filles dont les premières années avaient été confiées à leurs soins ; elles devenaient leurs confidentes et les assistaient lorsqu'elles avaient recours à l'avortement pour une raison quelconque (4).

Le passage suivant d'Ovide témoigne de leur intervention en pareille occasion : l'incestueuse Canacée, fille d'Eole, adresse à son frère Macarée une lettre sur sa grossesse :

> Prima malum nutrix, animo præsensit anili,
> Prima mihi nutrix, « AEoli », dixit « amas »

1. Rouyer, *loc. cit.*
2. Tib., l. I, él. II, v. 41.
3. Opulée s'étend longuement dans les premiers livres de la *Métamorphose*, sur les magiciennes de Thessalie.
4. Rouyer, *loc. cit.*

Érubui, gremioque pudor dejecit ocellos :

Haec satis in tacita signa fatentis erant.

Jamque tumescebant vitiati pondera ventris

Ægraque furtivum membra gravabat onus.

Quas mihi non herbas, quæ non medicamina nutrix

Attulit audaci supposuitque manu,

Ut penitus nostris — hoc te celavimus unum —

Visceribus crescens excuteretur onus !

Ah ! nimium vivax admotis restitit infans

Artibus, et tecto tutus ab hoste fuit (1).

« Ma nourrice, instruite par l'âge, fut la première qui pressentit le mal ; la première elle me dit : « Fille d'Eole, tu aimes. » Je rougis ; la pudeur me fit baisser les yeux sur mon sein : ce langage muet était un aveu suffisant. Déjà s'arrondissaient mes flancs coupables ; ce poids furtif chargeait mes membres malades. Quels herbages, quels médicaments ma nourrice ne m'apporta-t-elle pas ? Combien m'en fit prendre sa main audacieuse, pour détacher entièrement de mes entrailles — et nous ne l'avons caché que cela — le fardeau qui y croissait ! Ah ! trop plein de vie, l'enfant résista aux efforts de l'art, et fut protégé contre son ennemi secret. »

§ 4. — Les moyens

Je ne reprendrai pas la discussion des méthodes abortives employées à Rome : la plupart des médecins et sages-femmes étant des esclaves ou des affranchis grecs, je renvoie au chapitre précédent.

1. Ovide, *Héroïdes*, ep. XI.

Pline l'Ancien, nous l'avons vu, cite d'ailleurs plusieurs abortifs et emménagogues d'après des sages-femmes grecques. Il recommande le dictame, la grande consoude :

« Symphyton tritum in vino nigro evocat menses. Partus accelerat scordotis pota, drachma succi in aqua mulsa cyathis quatuor ; dictamni folia præclare dantur ex aqua. Constat unius oboli pondere, vel si mortui sint in utero infantes, protinus reddi sine vexatione puerperæ. Similiter prodest pseudo-dictamnum, sed tardius : cyclaminos adalligata : cissanthemos pota : item vettonicæ farina ex aqua mulsa (1). »

« La grande consoude broyée dans du vin est emménagogue. Le scordotis en boisson, une drachme de suc dans quatre cyathes d'eau miellée, accélère l'accouchement. On donne aussi pour cela avec succès des feuilles de dictame dans de l'eau : il est certain qu'une obole de ces feuilles, quand même l'enfant serait mort dans l'utérus, le fait sortir sur le champ, sans aucun mal pour la femme ; même effet avec le pseudo-dictame, mais plus lent ; avec le cyclaminos en amulette ; avec le cissenthémos en boisson, avec la pétoine en poudre dans de l'eau miellée. »

« Sed praecipua dictamno vis est. Menses ciet, partus emortuos vel tranversos ejicit : bibitur ex aqua foliorum obolo, adeo ad hoec efficax, ut ne in cubiculum quidem prægnantium inferatur. Nec potu tantum, sed et illitu, et suffitu valet (2). »

« Mais ce qui a le plus d'efficacité c'est le dictame, il est emménagogue : il fait sortir le fœtus mort et ceux

1. Pline l'Ancien, *Hist. Nat.*, XXVI, 90, 7.

2. *Loc. cit.*, XXVI, 90, 3.

qui sont placés de travers. On prend dans de l'eau une obole des feuilles : et il est tellement actif qu'on se garde même d'en porter dans la chambre de femmes enceintes. Il opère non seulement en boisson mais encore en topique et en fumigation. »

Ailleurs, Pline nous dit avec raison les propriétés de la rue :

« Præcavendum est gravidis abstineant hoc cibo : necari enim partus invenio (1). »

« Les femmes enceintes doivent s'abstenir de cet aliment (la rue), car je trouve qu'il cause la mort des embryons. »

Mais il faut bien avouer que la plupart des formules qu'il tient des sages-femmes et des courtisanes révèlent les plus extravagantes pratiques, les plus basses superstitutions et ressortissent au domaine de la magie.

« Quæ ex mulierum corporibus traduntur, ad portentorum miracula accedunt, ut sileamus divisos membratim in scelera abortus, mensium piacula, quæque alia non obstetrices modo, verum etiam ipsæ meretrices prodidere (2). »

« Les remèdes qu'on dit tirés du corps de la femme approchent des plus étonnants prodiges : et nous ne parlons pas ici des enfants nés avant terme, coupés par morceaux pour de criminelles pratiques, ni des horreurs du sang menstruel, ni de tant d'autres recettes révélées non seulement par les sages-femmes, mais par les courtisanes elles-mêmes. »

« Quod si mortuus partus sentiatur, lichen ex aqua

1. *Loc. cit.*, l. XX, 51, 10.
2. *Loc. cit.*, XXVIII, 20, 1.

dulci potus ejicit. Item ungulæ suffitu, aut fimum aridum (1). »

« Lorsqu'on sent que l'enfant est mort dans le ventre de sa mère, la callosité des jambes de cheval prise dans de l'eau douce le fait sortir , même effet avec la fumée de sabot de cheval ou avec le crottin sec. »

« Viperam mulier prægnans si transcenderit, abortum faciet : item amphisbænam, mortuam dumtaxat. Nam vivam habentes in pyxide, impune transeunt, etiam si mortua sit : atque asservata, partus faciles, præstat vel mortua. Mirum, si non asservatam transcenderit gravida, innoxiam fieri, si protinus transcendat asservatam. Anguis inveterati suffitus menstrua adjuvent (2). »

« Si une femme grosse passe par-dessus une vipère, elle avorte , de même si elle passe par-dessus un amphisbène, pourvu qu'il soit mort : que si elle a un amphisbène vivant dans une boîte, elle peut passer impunément par-dessus un amphisbène mort. Un amphibène gardé même mort facilite l'accouchement. Ce qu'il y a d'étonnant c'est qu'une femme en passant par-dessus un amphisbène non gardé n'en reçoit aucun mal, pourvu qu'elle passe incontinent par-dessus un amphisbène gardé. La fumigation faite avec une couleuvre desséchée est emménagogue. »

« Sed si castoreum fribumve supergrediatur gravida, abortum facere dicitur, et periclitari partu si superferatur (3). »

« Mais si une femme enceinte marche sur du casto-

1. *Loc. cit.*, XXVIII, 77, 6.
2. *Loc. cit.*, XXX, 43, 4.
3. *Loc. cit.*, XXXII, 46, 4.

reum ou sur un castor, on dit qu'elle avorte et que si on en porte par-dessus elle l'accouchement devient périlleux. »

« Oscitatio quidem in exniu letalis est, sicut sternuisse a coitu, abortivum (1). »

« Le baillement même est mortel dans l'accouchement, et éternuer après le congrès annonce l'avortement. »

Je copie sans commentaires.

Comme anti-conceptionnelle, Pline préconise la menthe (mentha hirsuta) :

« Datur in aqua aut mulso ; eadem vi resistere generationi creditur, cohibendo genitalia denseri (2). »

« On la donne dans de l'eau ou dans du vin miellé ; on pense que par la même propriété elle s'oppose à la génération, en empêchant la coagulation du sperme. »

Ses conseils aux femmes qui désirent concevoir sont du même ordre.

« Ibium cineres cum adipe anseris et irino perunctis, si conceptus sit, partus continere : contra inhiberi venerem pugnatoris galli testiculis anserino adipe illitis adalligatisque pelle arietina tradunt. Item cujuscumque galli gallinacei, si cum sanguine gallinacei lecto subjuciantur. Cogunt concipere invitas setæ ex cauda mulæ, si junstis evellantur, inter se colligatæ in coitu (3). »

« On prétend que la cendre d'ibis, employée en friction avec de la graisse d'oie et de l'huile d'iris après la conception, empêche l'avortement et que les testicules d'un coq de combat, qu'on frotte de graisse d'oie

---

1. *Loc. cit.*, VII, 5, 2.
2. *Loc. cit.*, XX, 53.
3. *Loc. cit.*, XXX, 49, 1 et 2.

et qu'on attache avec de la peau de bélier, sont anti-
aphrodisiaques ; même effet si l'on place sur le lit des
testicules d'un coq quelconque avec du sang de l'oiseau.
Les crins de la queue d'une mule, arrachés pendant
qu'elle est saillie, font concevoir les femmes malgré
elles, si on les attache entre eux pendant le coït. »

Il faut dire à l'honneur de la médecine latine que
Pline l'a pour le moins ignorée, du moins en ce qu'elle
avait de meilleur. Certes elle devait être encombrée
par une foule de magiciens et de sorcières, puisque
Pline déplore que « la médecine soit le seul métier où
l'on croit tout d'abord quiconque se dit expert, quoique
jamais l'imposture ne soit plus dangereuse (2) ».

Mais c'est à lui-même qu'il aurait dû reprocher cette
crédulité et l'ignorance où il était de la médecine hon-
nête de son époque : l'œuvre de Celse est admirable,
empreinte d'un scepticisme auquel l'Antiquité ne nous
a pas habitués et qui lui fait éliminer tout le fatras
d'inepties qui encombrent les écrits de ses prédéces-
seurs. La technique des opérations qu'il décrit, aussi
bien en chirurgie qu'en obstétrique (1), est remarquable.
Mais sa sobriété lui fait éliminer la plupart des formules
naïvement rapportées par Pline.

Voici tout ce qu'il dit du sujet qui nous occupe :

« Haec tria compositionum genera, id est, quæ in
malagmatis, emplastris, pastillisque sunt, maximum
præcipueque variumu sum praestant. Sed alia quoque,
utilia sunt ; ut ea quæ feminis subjuciuntur : πεσσούς
Græcivocant. Eorum haec proprietas est : medicamenta

2. *Loc. cit.*, XXIX, 18.
1. Celse, l. VII, ch. XXIX : *De la manière de retirer l'enfant mort de
l'utérus.*

composita molli lana excipiuntur eaque lana naturalibus conditur.

« Si vero infans intus decessit, quo facilius ejiciatur, malicorium ex aqua terendum, eoque utendum est.

« Si non comprehendit, adeps leonina ex rosa mollienda est (1). »

« Les trois espèces de compositions précédentes sont d'un usage très étendu et surtout varié ; il en est d'autres qui ont aussi leur utilité : par exemple celles que les femmes s'appliquent à l'intérieur et que les Grecs appellent pessaires.

« Voici les particularités qui les concernent : après avoir composé ces remèdes on les étend sur de la laine douce qu'on introduit dans les parties naturelles.

« Pastille pour expulser l'enfant mort. Si l'enfant est mort dans la matrice on en facilite l'expulsion avec de l'écorce de grenadier broyée dans de l'eau.

« Pastille pour les femmes stériles : on emploie de la graisse de lion ramollie dans de l'huile rosat. »

Il n'est pas douteux que Celse se refusait à pratiquer l'avortement non thérapeutique dont d'ailleurs il ne dit rien.

Il est non moins certain que Pline est mal renseigné, car la fréquence de l'avortement à Rome est démontrée et ce n'est pas au moyen des formules magiques qu'on le provoquait.

Aussi bien, à Rome comme en Grèce, on devait pratiquer des manœuvres locales avec plus de succès. C'est à elles sans doute qu'Ovide fait allusion dans *Les Amours* :

---

1. Celse, l. V, ch. XXI : *Des pessaires*, trad. Dr Védrènes.

> Quid plenam fraudas vitem crescentibus uvis,
> Pomaque crudeli vellis acerba manu ?
> Sponte fluent matura sua. Sine crescere nata :
> Est pretium parvæ non leve vita moræ.
> Vestra quid effoditis subjectis viscera telis,
> Et nondum natis dira venena datis (1) ?

« Pourquoi dépouiller la vigne féconde du raisin qui grossit ? Pourquoi d'une main cruelle arracher le fruit encore vert ? Parvenu à sa maturité il tombera de lui-même ; une fois né laisse-le croître : la vie est un prix assez beau pour un peu de patience. Pourquoi déchirer vos entrailles avec un fer homicide ? Pourquoi donner le poison mortel à l'enfant qui n'est pas encore ? »

On peut lire dans de nombreux ouvrages traitant de l'avortement qu'Ovide (El. XIV) a décrit sous le nom d'*embryosphacte* un instrument dont se servaient les femmes romaines pour pratiquer l'avortement. Galliot écrit p. 70. « Ovide (El. XIV) est même plus explicite et nous dit que les femmes romaines se servaient d'un instrument spécial appelé *embryosphactes*. Aucune description de cet appareil ne nous est parvenue ; d'après certains ce serait un pessaire ; Maschka (*Med. lég.* t. III, p. 269) pense que c'était une sonde utérine. »

Ploss-Bartels (*das Weib in der natur und Volkerüng*, *Leipzig*, 1897) a répété cette même erreur qu'on retrouve dans toutes les thèses de droit. Or aucun de ceux qui attribuent ce texte à Ovide ne précise dans laquelle de ses Elégies XIV, il se trouverait : et pour cause ! Si l'un d'eux avait voulu vérifier, il se serait aperçu qu'Ovide n'a jamais rien écrit de semblable :

1. Ovide, *Les Amours*, l. II, el. XIV.

l'*embryosphaktes* n'est connu que par le texte de Tertullien cité au chapitre précédent (1).

Il n'en reste pas moins que l'*embryosphaktes*, aiguille d'airain, devait être employé à Rome pour la perforation de l'œuf.

Il suffit d'ailleurs, pour ne pas douter de l'habileté des sages-femmes latines, de regarder la reproduction que donne le D' Védrènes, à la fin de sa traduction de Celse, des deux spéculums retrouvés à Pompei et Herculanum, datant de —79 : l'un est un grand speculum à trois valves susceptibles, par un mécanisme très ingénieux, de se rapprocher ou de s'écarter à volonté.

On ne peut s'empêcher d'admirer également les sondes et les curettes dont plusieurs sont conservées aux Musées de Saint-Germain-en-Laye et de Cluny.

§ 5. — Les résultats

Là encore je me contente de renvoyer au paragraphe correspondant du chapitre précédent : je concluais qu'en dehors des manœuvres directes, les substances employées devaient être le plus souvent ou inactives, ou toxiques pour la mère en même temps que pour le fœtus. Les textes nous le prouvent :

Dans l'Epître XI, déjà citée, des *Héroïdes*, Ovide fait dire à Canacée :

« Quels herbages, quels médicaments ma nourrice ne m'apporta-t-elle pas ? Combien m'en fit prendre sa main audacieuse pour détacher entièrement de mes

1. Voir l'article ἐμβρυοσφάκτης dans le *Thesaurus* d'Estienne, éd. Didot.

entrailles le fardeau qui y croissait. Ah ! trop plein de vie, l'enfant résista aux efforts de l'art et fut protégé contre son ennemi secret. »

Souvent la terminaison était fatale pour la mère.

La maîtresse d'Ovide « l'imprudente Corinne, en cherchant à se débarrasser du fardeau qu'elle portait dans son sein, a mis ses jours en péril ».

> Dum labefactat onus gravidi temeraria ventris,
> In dubio vitæ lassa Corinna jacet (1).

Et ailleurs :

> Hoc neque in Armeniis tigres fecere latebris,
> Perdere nec fetus ausa leaena suos ;
> At teneræ faciunt, sed non impune puellæ ;
> Saepe, suos utero quæ necat, ipsa perit,
> Ipsa perit ferturque toro resoluta capillos,
> Et clamant « Merito », qui modo cumque vident.
> Ista sed aetherias vanescant dicta per auras,
> Et sint ominibus pondera nulla meis
> Di faciles, peccasse semel concedite tuto ;
> Et satis est, poenam culpa secunda ferat (2).

« Jamais on ne vit une telle cruauté chez les tigresses des antres de l'Arménie ; jamais la lionne n'osa faire avorter ses lionceaux. Il était réservé à de tendres beautés de le faire ; mais non impunément : en étouffant son enfant dans son sein, souvent la mère périt elle-même. Elle périt, on l'emporte tout échevelée sur son lit, et chacun s'écrie en la voyant : « sa mort est juste. »

1. Ovide, *Les Amours*, l. II, el. XIII.
2. *Loc. cit.*, l. II, el. XIV.

« Mais que ces paroles se perdent dans le vide des airs, et que mes présages soient sans effet, dieux cléments ! Que la première faute de Corinne reste impunie, et vous aurez assez fait pour moi ; elle expiera la seconde. »

Parfois les choses tournaient plus mal :

« Libidenis nimiæ, assiduitatem concubitus, velut exercitationis, genus, clinopalen vocabat. Eratque fama, quasi concubinas ipse develleret nataretque inter vulgatissimas meretrices. Fratris filiam adhuc virginem, oblatam in matrimonium sibi, quum devinctus Domitiæ nuptiis pertinacissime recusasset, non multo post alii collocatam corrupit ultro, et quidem vivo etiam tum Tito : mox patre ac viro orbatam, ardentissime palamque delexit, ut etiam causa mortis exstîterit, coactæ conceptum a se abigere (1). »

« Il avait trop de passion pour les plaisirs de l'amour, qu'il appelait « sa gymnastique de lit », les mettant au rang des exercices du corps. Il s'amusait, à ce qu'on prétend, à épiler lui-même ses concubines, et il se baignait avec les plus viles prostituées. Marié à Domitia, il refusa obstinément d'épouser la fille, encore vierge, de son frère ; et dès qu'elle fut l'épouse d'un autre, il la séduisit du vivant même de Titus. Quand elle eut perdu son père et son époux, il montra pour elle une passion des plus violentes. Il fut même la cause de sa mort, en la contraignant de se faire avorter. »

C'est de cette même Julie, maîtresse de Domitien, dont parle Pline le Jeune dans le texte déjà cité (liv. IV, ep. XI) : « Leur commerce eut les suites ordinaires du

1. Suétone, *Domitius*, XXII.

mariage : elle voulut les prévenir et les cacher, il lui en coûta la vie. »

La fréquence des accidents s'explique dans une certaine mesure, par l'origine des substances employées. Dès l'époque de Pline, les médecins, soit pour épargner leur temps, soit par ignorance, avaient cessé de préparer eux-mêmes leurs médicaments et achetaient les drogues ou même les remèdes tout faits chez les *pharmacopoles*. Ces derniers, peu scrupuleux eux-mêmes, étaient encore victimes des supercheries des *rhizotomes* qui leur vendaient des produits avariés ou frelatés (1).

§ 6. — Les sanctions

Je répète que du point de vue philosophique, l'avortement était un acte indifférent, puisque l'embryon était considéré comme une partie maternelle : d'où l'absence de loi à son sujet jusqu'à la période impériale. Si dans la suite sa fréquence a, par raison d'État, amené l'intervention du législateur, celle-ci s'est toujours faite au nom des droits du père ; et les textes sont toujours restés muets sur l'avortement de la femme non mariée.

Aussi bien, le père qui pouvait vendre son fils, l'exposer et même le mettre à mort, devait avoir à plus forte raison le droit de le faire périr dans l'utérus maternel. Toutefois, Rouyer fait remarquer subtilement que le fœtus n'ayant pas une existence propre, ne pouvait être personnellement soumis à une puissance directe ; l'autorité du père s'exerçait seulement sur la

1. *Dict. des Antiquités* : Art. *Medicus*.

mère ou plus exactement par son intermédiaire ; ce n'était donc pas en vertu de la *patria protestas*, mais de la *manus* que l'avortement pouvait être ordonné par le père.

Si au contraire la femme mariée se faisait avorter contre le gré de son mari, celui-ci trouvait dans son autorité ou dans le tribunal domestique des moyens suffisants de répression.

Si la femme avait des complices, le mari pouvait primitivement exercer son droit de *Vengeance*. Celle-ci mettant le trouble dans la société, il arriva que la coutume rendit obligatoire une pratique qui n'avait été à l'origine que facultative ; et il resta seulement à l'offensé la *poena*, sorte de créance qui naissait du délit et dont la coutume fixa le montant dans la majorité des cas. Une action pécuniaire *ex delicto* fut donc donnée au mari contre les tiers (1).

L'augmentation du nombre des avortements devint une cause menaçante de dépopulation ; le législateur ne pouvant assimiler, nous l'avons dit, l'avortement au meurtre, n'usa jusqu'à l'avénement des Césars que de moyens indirects : les lois *Julia* et *Papia Poppæa* frappèrent les *Coelibes* et les *Orbi* de l'incapacité totale ou partielle de recevoir par testament, et pour encourager la paternité légitime ils attribuèrent ces parts caduques aux patres.

Cicéron dans son plaidoyer contre Oppianicus, nous donne la preuve que de son temps la loi ne sanctionnait pas l'avortement, opposant la législation de Milet à celle de Rome :

1. Montier, *Essais sur la législation de l'enfant conçu*, 1894.

« Memoria teneo, Milesiam quandam mulierem, quum essem in Asia, quod, ab, heredibus secundis accepta pecunia, partum sibi ipsa medicamentis abejisset, rei capitalis esse damnatam : neque injuria ; quæ spem parentis, memoriam nominis subsidium generis, heredem familiæ, designatum republicæ civem, sustulisset (1). »

« Je me souviens que, pendant mon séjour en Asie, une femme de Milet, gagnée par des héritiers subrogés, ayant détruit, à l'aide de potions meurtrières, le fruit qu'elle portait, fut jugée criminellement et condamnée. Cet arrêt était juste. Elle avait ravi à un père l'espoir de son nom et le soutien de sa race ; à une famille son héritier ; à la République un citoyen qui lui était promis. »

Après la chute de la République les anciens *judicia publica* furent considérés comme ne garantissant pas assez la sécurité publique et tout crime nouveau auquel il n'était pas possible d'appliquer les lois anciennes fut placé par les empereurs parmi les *crimina extraordinaria* qui étaient jugés, même au fond, par le magistrat. Or c'est à titre de crime extraordinaire, que l'avortement fut sanctionné pour la première fois. Les préteurs et gouverneurs inscrivirent des peines sur leurs édits : une jurisprudence s'établit : elle fut consacrée par des rescrits, dont le Digeste nous a conservé les éléments (Loi IV, *De Extraord. crim.* 47, II. Loi VIII, *ad legem. cons. de Sicariis*, 48, 8. Loi XXXIX *de pœnis*, 48, 19.) *Ces textes excluent par leur silence la distinction faite par les jurisconsultes, qui se rattachaient à la doctrine*

1. *Cicero pro Cluntio,* XX, p. 31.

d'Aristote, du pars animé et du pars inanimé. L'examen des textes montre que la peine, non uniforme, variait avec la qualité de celui qui procurait l'avortement.

I. — Culpabilité de la mère. — Le jurisconsulte Marcien, dans la loi IV *de extra crim.* 47, 11, nous apprend qu'en vertu d'un rescrit des empereurs Septime Sévère et Antonin Caracalla, la femme coupable d'avortement volontaire doit être envoyée par le président de la province en exil temporaire, parce qu'il serait indigne qu'une femme pût impunément enlever à son mari l'espoir d'une postérité. Tryphoninus, dans la loi XXXIX *de pœnis* se réfère au même rescrit en appliquant cette peine à la femme divorcée qui se fait avorter, *ne jam inimico marito filium procrearet* (1).

On voit encore apparaître ici comme un motif de pénalité, l'intérêt du mari. Longtemps, auparavant du reste la même idée se montre déjà dans Tacite lorsqu'il raconte les accusations odieuses que Néron élevait contre la fidélité conjugale d'Octavie :

« At Nero, præfectum in spem sociandæ classis corruptum, et incusatæ paulo ante sterilitatis oblitus, abactos partus conscientia libidinum, eaque sibi comperta, edicto memorat ; insulaque Pandataria Octaviam claudit (2). »

« Néron, dans un édit, déclare qu'Octavie, à dessein de se faire livrer la flotte, en avait séduit le commandant ; puis, oubliant cette stérilité, naguère tant reprochée, il l'accuse de s'être fait avorter pour couvrir ses

1. Suglio, *Abortio.*
2. Tacite, *Ann.*, l. XIV, 63.

dérèglements, et il assurait avoir la preuve de tous ces crimes ; ensuite il la fait enfermer dans l'île de Pandataria.

II. — Abordons maintenant l'étude du cas où l'avortement a été procuré par des étrangers. Une distinction s'impose suivant que la mère n'a pas ou a succombé en même temps que le fœtus. En raison du péril public, *mali exempli*, la peine des mines était dans le premier cas prononcée contre les coupables de basse condition et la relégation dans une île avec confiscation partielle contre les autres. Dans le second cas la peine de mort était prononcée contre le coupable :

« Qui abortionis aut amatorium poculum dant, et si dolo non faciant, tamen, quia mali exempli res est, humiliores in metallum, honestiores in insulam, amissa parte bonorum, relegantur. Quod si eo mulier aut homo perierit, summo supplicio adficiuntur. » (Julius Paulus. *Récerpt. Sentent.*, XXXVIII, § 7.)

On devine combien devait être difficile l'application de cette loi, sévère à l'excès, puisque l'avortement était couramment pratiqué, comme nous l'avons dit plus haut, jusque dans le Palais des empereurs.

On voit en examinant l'esprit de la répression qu'elle tend surtout à protéger le mari contre le crime d'avortement. Il existait en même temps des lois préservant les droits de l'enfant conçu : la veuve pouvait s'adresser à l'héritier de son mari pour avoir des aliments qui lui étaient fournis *intuitu ventris*. La même idée de prévoyance avait fait établir que si une femme enceinte était condamnée à mort, à la question, ou à quelque autre peine corporelle, on devait surseoir à l'exécution de la peine jusqu'après l'accouchement. Enfin une loi

Regia défendait d'inhumer la femme enceinte qui venait de mourir, avant d'avoir procédé à l'extraction de l'enfant. Par le nom de loi Regia, il est probable que Marcellus entend parler de la loi Numa, que Pline Junior (liv. XIV, ch. XXII) appelle *Lex Phostamia*.

Malgré la vigilance que les Empereurs chrétiens apportèrent dans l'application de la pénalité, l'avortement demeura fréquent dans l'empire romain (Tertull., *apol.*, IX. Hiéron, *Lettre à Eustache*, 22). Nous reviendrons, au chapitre suivant, sur la lutte du Christianisme contre l'avortement.

CHAPITRE VI

ORPHISME ET CHRISTIANISME

Le Christianisme s'est, dès ses origines, montré l'adversaire de l'avortement : il considérait le fœtus aussitôt conçu comme un être immortel et il défendait l'avortement au même titre que l'infanticide. Il est vrai que ce n'était pas pour une raison d'humanité, mais simplement parce que le fœtus prenait déjà part au péché comme être vivant et tombait, s'il mourrait sans être baptisé, dans la damnation éternelle. La religion pour cette raison-là même, n'autorisait aucun remède pouvant accélérer l'accouchement parce que l'enfant, et par conséquent son salut, étaient mis ainsi en danger (1).

Par cette attitude le Christianisme n'inaugurait pas morale sous jacente à celle des philosophes officiels, il suivait la tradition populaire, « morale religieuse encore tout imprégnée de tabous et d'autant plus accessible à la foule des femmes et des illettrés » (2).

Au reste, puisque, nous l'avons vu, l'Ecriture ne contient aucune interdiction relative à l'avortement, il fallait bien que la morale chrétienne tirât d'ailleurs sa

1. Carl. Hoberland, *Infanticide chez les peuples anciens et modernes*, *Rev. Internationale des Sciences*, 1880, t. V, p. 463.

2. Salomon Reinach, *Cult. Myth.*, t. III, p. 277.

doctrine. M. Salomon Reinach a démontré, dans ses
« Cultes et Mythes » (1) que cette source cachée est
l'orphisme, dont le christianisme est l'héritier. L'article
de M. Reinach serait à reproduire entièrement, mais il
m'écarterait quelque peu de mon sujet ; je lui fais de
larges emprunts.

Né en Thrace, l'Orphisme, on le sait, est la religion
populaire de la Grèce et de l'Italie méridionale ; ses
données fondamentales sont l'imperfection et la misère
de ce monde décevant, l'impureté et la culpabilité na-
tives des hommes. Le mélange des influences titani-
ques avec les influences dionysiaques est le fait qu'il
faut essayer de vaincre ; le corps est titanique, l'âme
est dionysiaque ; le devoir de l'homme est de libérer
l'âme, captive dans la prison du corps ; l'homme ne
devra pas sa délivrance à ses propres forces, mais à la
grâce de dieux libérateurs : Orphée le souverain est
l'intermédiaire qui révèle le chemin du salut. L'ascé-
tisme est la condition première de la vie pieuse ; il faut
se tourner vers Dieu, se détacher de tout ce qui touche
à la vie corporelle (2).

Au VIe siècle, l'Orphisme trouve un législateur en
Pythagore ; au IVe il marque d'une empreinte profonde
la pensée de Platon ; à l'époque de Jésus, il inspire
Virgile qui, dans sa quatrième Églogue, du sixième
Livre de l'*Enéide*, se fait l'interprète du messianisme et
de l'eschatologie orphique. Un siècle plus tard, il com-

1. *Morale orphique et Morale chrétienne* Cult. Myt., t. III, p. 272. Cet
article a été publié sous le titre ΑΩΡΟΙΒΙΑΙΟΘΑΝΑΤΟΙ dans l'*Archiv.
für Religionswissenschaft*, t. IX, p. 312-322.

2. Chantepie de la Saussaye, *Manuel d'Hist. des Religions*, trad. française.

mence à exercer son influence sur la pensée chrétienne
et cela sans que les premiers chrétiens en fassent mystère : le poète Orphée figure comme un précurseur de
Jésus sur les sarcophages chrétiens et sur les peintures
des catacombes. Tout le mysticisme du christianisme
primitif, qu'on appelle la Gnose, est pénétré d'éléments
orphiques. Le paganisme mourant ne cesse de s'en im-
prégner. Au III° siècle encore, l'Empereur Alexandre
Sévère, dévôt éclectique, réunit dans son oratoire impérial les images d'Orphée, d'Appollonius de Tyane et
de Jésus (1).

Cela posé, examinons les vers 426 et suivants du
sixième Livre de l'*Enéide* auxquels il vient d'être fait
allusion :

« Après avoir passé le fleuve fatal, Énée et sa com-
pagne endorment Cerbère et poursuivent leur marche
entre l'Achéron et l'intérieur des Enfers. Au cours de
cette étape, ils entendent les vagissements d'enfants
enlevés au sein maternel (ab ubere raptos) et rencontrent les âmes de ceux qui sont morts sans crime de
mort violente, soit qu'ils aient été condamnés injuste-
ment, soit qu'ils aient mis fin eux-mêmes à leurs jours. »

> Continuo auditæ, voces, vagitus et ingens,
> Infantumque animæ flentes, in limine primo;
> Quos dulcis vitæ exsortis, et ab ubere raptos,
> Abstulit intra dies, et funere mersit acerbo.
> Hos juxta falso damnati crimine mortis.
>
> . . . .
>
> Proxima deinde tenent maesti loca, qui sibi letum
> Insontes peperere manu, lucemque perosi
> Projecere animas.

1. S. Reinach, *L'Origine des prières pour les morts, Cult.*, I, p. 329.

« Parmi ces suicidés, Virgile distingue les victimes de l'Amour, comme Phèdre et Didon, qui tristement privilégiés, habitent à l'ombre d'un bois de Myrtes. Plus loin sont les héros tombés à la guerre comme Déiphobe dont le discours à Énée termine cet épisode (V. 547).

« D'après une croyance pythagoricienne ou orphique à laquelle Platon fait allusion (1) et que Tertullien nous a transmise (2), les âmes de ceux qui ont péri prématurément doivent attendre, dans des quartiers isolés, que la durée légitime (maxima) de leur existence ait été remplie. Mais si Virgile s'est inspiré de cette idée pour grouper ensemble ceux qui sont morts avant l'heure, il ne devait pas énumérer seulement les enfants à la mamelle, les condamnés, les suicidés et les victimes de la guerre ; en dehors des enfants en bas âge, il y a le nombre infini des garçons et des filles qui meurent soit de maladie, soit d'accident, avant d'atteindre l'âge mûr. Ainsi la présence, en cet endroit, des nouveau-nés réunis aux victimes du désespoir et de la guerre est absolument injustifiable, *à moins que ces enfants eux aussi ne soient morts innocemment de mort violente.*

« Ici comme ailleurs Virgile paraît s'être conformé à un modèle grec, celui peut-être dont s'est aussi inspiré Plutarque dans l'Apocalypse qui fait partie de son livre sur le *Génie de Socrate*. Timarque y raconte (XXII, 509 F.) qu'il aperçut un gouffre profond, rempli d'une vapeur épaisse et noire, d'où montaient des hurlements, des cris d'animaux et des vagissements d'enfants (κλαυθμὸν βρεφῶν), mêlés à des lamentations d'hommes et de femmes. Plutarque ne dit pas ce qu'étaient ces

1. Platon, Rep., p. 619 c.
2. Tertull., *De anima*, c. 56.

enfants, βρέφη, et, si comme Virgile, il a suivi Posido-
nios, nous ignorons en quelle compagnie le philosophe
grec avait fait vagir ces âmes d'enfants. Mais nous
savons cela par Virgile et nous avons vu que ce que le
poète dit à ce sujet est illogique, si l'on n'admet pas
que les ἄωροι étaient en même temps des βιαιοθάνατοι. Si
nous pouvions remonter le cours des Apocalypses
populaires, nous en trouverions certainement une où
les exigences de la logique étaient respectées. Même
en l'absence de tout texte de ce genre, nous avons
donc le droit de supposer que, dans une forme moins
littéraire de la tradition, les enfants qui vagissent à
l'entrée des Enfers, en compagnie des suicidés et des
morts de mort violente, sont des enfants tués, c'est-à-
dire des *victimes de l'avortement.* Virgile ne dit pas cela
puisqu'il écrit *ab ubere raptos*; les enfants dont il parle
sont des nourrissons qui, au début même de leur vie,
primo in limine vitæ, ont été arrachés par la mort du
sein maternel. Mais les mots *sein maternel*, aujourd'hui
encore, offrent une équivoque; il peut s'agir soit de la
matrice, soit des mamelles. L'équivoque a pu exister
dans un des écrits intermédiaires entre les premiers
essais apocalyptiques et Virgile ; en tous les cas, un
texte formel va nous permettre de la dissiper et de
retrouver la conception primitive sous les euphémismes
de la poésie virgilienne ».

Ce texte précieux est l'Apocalypse attribuée à l'apôtre
Pierre et découverte en Égypte à Akmîn par M. Bou-
riant, en 1886, dans la même tombe de moine égyptien
qui nous a rendu de nouveaux chapitres de l'Évangile
de saint Pierre (1). C'est une série des récompenses et

1. S. Reinach, *Cult. Myt. L'Apocalypse de saint Pierre*, t. III. p. 284.

des peines de l'autre monde datant de l'an 100 environ et intéressante comme le premier essai d'eschatologie dans le christianisme (1). Les disciples de Jésus conduits par lui sur une haute montagne aperçoivent « d'une part les bienheureux dans leur félicité, de l'autre les damnés dans leurs souffrances... C'est la tradition grecque populaire sans éléments juifs, christianisée seulement à la surface. Or, un passage significatif de cette apocalypse donne la clef des vers de Virgile sur les âmes vagissantes des enfants » :

« Et près de ce lieu, j'en vis un autre non moins resserré dans lequel un pus infect découlait du corps des suppliciés et formait comme un marais. Il s'y trouvait des femmes ayant du pus jusqu'au cou et en face d'elles un grand nombre d'enfants nés avant termes, qui pleuraient. Des langues de feu s'échappaient de ces enfants et venaient frapper les yeux des femmes : c'était celles qui avaient conçu et s'étaient fait avorter (2). »

Les mots πολλοὶ παῖδες καθήμενοι ἔκλαιον, des enfants assis qui pleurent, correspondent au vers de Virgile, infantumque animæ flentes. Ces enfants sont nés avant l'heure (χῶροι ἐπίκτοντο, primo in limine vitæ), mais ils ne sont pas nés sans violence ; des rayons de feu partant de leurs corps frappent les yeux de leurs mères, qui les ont conçus hors mariage et se sont fait avorter (αἱ ἄγαμοι συλλαβοῦσαι καὶ ἐκτρώσασαι).

« Clément d'Alexandie (*Eclog. Prophet.*, 41, 48) et Méthodios (*Sympos.*, II, 6) ont fait allusion à ce passage en y ajoutant quelques détails. Suivant Clément, les enfants ainsi nés avant terme sont confiés à un ange gar-

1. S. Reinach, *Orpheus*, p. 353.
2. Trad. de M. Reinach dans la *République Française* du 15 janvier 1983.

dien qui se charge de les élever et fait d'eux, au bout de
cent ans, les égaux des fidèles ; les avortés sont sensés
mourir chargés d'années et entrer ensuite dans le règne
des bienheureux. Il en est ainsi, observe complaisamment Méthodios, même s'ils sont le fruit de l'adultère. Le
supplice infligé par les avortés à leurs mères, dans l'Enfer pétrinien, est assez étrange ; on peut supposer qu'il
doit son origine à quelque peinture de Nekyia où les
enfants assis étaient entourés d'une auréole de rayons.
Cette description chrétienne de l'Enfer contient des
détails dont l'origine graphique, c'est-à-dire nécessairement grecque, est incontestable. Mais, pour nous en
tenir à l'épisode des avortés, le malentendu — si malentendu il y a — n'a pas été commis d'abord par l'auteur
de l'Apocalypse ; il doit être beaucoup plus ancien. Nous
pouvons donc être assurés que l'idée des supplices subis
en Enfer par les femmes qui se sont fait avorter hors
mariage est une idée populaire, non pas syrienne ou
juive, mais grecque et païenne », d'origine orphique.

S'il était besoin d'une confirmation de l'origine populaire et orphique de l'interdiction dont la théologie
morale de l'Eglise a, dès ses débuts, frappé l'avortement, nous la trouverions dans la concordance des deux
doctrines relativement aux deux autres atteintes au
principe de la sainteté de la vie : le suicide et l'onanisme
(χειρουργία) ; l'Ancien Testament est muet à cet égard et
en face de l'orphisme et du christianisme les philosophes de l'Ecole, Cyniques et Stoïciens, se montrent
indulgents pour le suicide, l'avortement et la masturbation, qu'ils recommandent même (1).

1. Chysippe, ap. Plut., *Moral.*, II, p. 1277 D. ; Zénon, ap. Sext. *Pyrrh.*,
III, 206. M. Reinach fait remarquer que dans la Genèse (XXXVIII, 4)

Si les Pythagoriciens et à leur exemple les Platoniciens les condamnaient c'est qu' « ils ont seulement, dans ce cas comme dans d'autres, donné une forme savante aux enseignements de l'orphisme ». Et *si l'orphisme et le christianisme se sont montrés si rigoureux c'est que ces trois sortes d'actes sont pour eux des crimes envers Dieu, des tabous violés.*

Dans la suite, l'idée chrétienne a continué à dominer non seulement les décisions de l'Église, mais les législations séculières.

Ici reparaît la fameuse distinction du pars animé et du pars inanimé dont ne s'étaient pas embarrassés les Romains, mais que mentionnait la Version des Septante au contraire de la Vulgate. Toutefois, il est juste de dire, que cette distinction n'intervenait qu'au point de vue de la peine ; si le fœtus n'était pas encore formé, une peine pécuniaire était prévue, la mort dans le cas contraire.

Cette distinction est constatée dans les textes : canon 8, Causa 32, quest. 2 :

« Quod vero non formatum puerperium noluit ad homicidium pertinere, profecto nec hominen deputavit, quod tale in utero genitur. Hic de anima quœstio, solet agitari utrum quod formatum non est, nec animatum quidem possit intelligi ? et ideo non fit homicidium quia nec examinatum, dici potent, si adhuc animam non habebat. »

Onan est frappé par l'Éternel non pour avoir pratiqué une fraude conjugale mais pour s'être soustrait à l'obligation que lui imposait la loi religieuse du Lévirat, d'assurer une postérité à son frère mort, en refusant de féconder la veuve de celui-ci. Son cas n'a rien à voir avec l'acte auquel il a donné son nom et dont il n'est pas question dans l'Écriture.

Si cette même distinction est encore suivie par saint Augustin, Théodoret, Gratien et le diacre Hilaire (1), il faut reconnaître que saint Augustin pense que toute femme qui cherche à se blesser après la conception, ou celle qui fait en sorte de ne pouvoir engendrer autant d'enfants qu'elle le pourrait, se rend par là coupable d'autant d'homicides.

Athenagoras dans l'Église grecque, Minucius Fœlix dans celle de Rome, ne font aucune distinction ; et Tertullien dans l'Église d'Afrique a soin de marquer que l'avortement est un homicide même avant la formation :

« *Nobis vero homicidio semel interdicto, etiam conceptum utero, dum adhuc sanguis in hominem deliberatur, dissolvere non licet. Homicidii festinatio est prohibere nasci : nec refert natam quis eripiat animam, an nascentem disturbet. Homo est et qui est futurus ; et'am fructus omnis jam in semine est* (2). »

« Pour nous à qui tout homicide est défendu, il nous est également défendu de détruire le fruit d'une mère dans son sein, avant même que l'homme soit formé. C'est un homicide anticipé que d'empêcher la naissance ; car, quelle différence y a-t-il entre s'opposer à la naissance d'une âme et l'arracher au corps qu'elle anime ? L'homme est dans ce qu'il doit être un homme de même que le fruit est dans son germe. »

Saint Bazile rejette la distinction d'une manière positive en prescrivant la même peine dans l'un et l'autre cas, et le droit canonique a suivi sa doctrine.

Le Concile d'Elvire en 305, exclut à jamais de la par-

1. D'Aguesseau, *Essai sur l'État des Personnes*, t. IX, p. 609.

2. Tertull., *Apol.*, IX.

ticipation aux sacrements la mère convaincue d'avortement prémédité. Le Concile d'Ancyre, 314, et celui de Lérida, 524, décrétèrent contre ce crime, le premier une pénitence de dix ans, le second une pénitence de sept années avec interdiction de sacrements. Le Concile de Constantinople, 692, assimila l'avortement à l'homicide et décréta la peine de mort. Enfin celui de Mayence en 847 confirma les canons des Conciles d'Elvire et de Lérida.

Parallèlement au pouvoir spirituel, le pouvoir temporel après l'invasion des Barbares édicta des peines contre l'avortement ; elles consistaient le plus souvent en amendes.

La loi des Alamans était conçue de la manière suivante :

« Si quelqu'un fait avorter une femme enceinte et que le fœtus soit assez avancé pour qu'on puisse reconnaître s'il est du sexe masculin ou du sexe féminin, dans le premier cas on paiera douze sous, dans le deuxième vingt-quatre. Mais s'il est impossible de distinguer le sexe, on paiera douze sous. Si le plaignant croit néanmoins pouvoir distinguer si l'enfant est du sexe féminin il doit le jurer (1). »

Chose curieuse, on voit que contrairement à la généralité des peuples barbares qui pratiquaient surtout l'infanticide des filles, les Alamans punissaient d'une amende double l'avortement du fœtus féminin.

La loi des Wisigoths (2), contient sept dispositions spéciales, entrant dans de grandes distinctions, surtout

1. Du Boys, *Du Droit criminel des peuples anciens et modernes*, t. I, p. 204.

2. *Wisigoths*, livre VI, titre III, § 11.

quant à la qualité des personnes, mais tenant aussi compte de ce fait que le fœtus est formé ou non. Quant aux peines, elles sont très variables ; une amende, des coups de bâton, le servage, la mort. La première de ces dispositions prononçant la peine de mort est ainsi conçue :

« *De his qui potionum ad aborsum dederint* ». « *Si quis mulieri prægnanti portionem ad aborsum aut pro necando infante dederit, occidatur ; et mulier quæ potionem ad aborsum favere quasivit, si ancilla est flagella suscipiat, si ingenua careat dignitatæ personæ et cui jusserinus servitura tradatur.* »

C'est la loi des Wisigoths qui était en vigueur en Espagne.

Chez les Francs, l'amende était plus forte si la mère avait succombé :

« *Si quis partum interfecerit, sen natum priusquam nomen habeat, centum solidis culpabilis judicetur ; quod si matrem cum partu interfecerit, septingilis solitis muletetur.* »

CHAPITRE VII

LES PROSTITUTIONS RELIGIEUSES
ET L'AVORTEMENT

On sait que dans toute l'Antiquité préhistorique et
historique il était d'usage qu'à des époques déterminées
les femmes s'offrissent aux dieux par une prostitution
collective. Voici la narration que fait Hérodote des
prostitutions de Babylone :

« Toute femme née à Babylone doit une fois dans sa
vie aller dans l'enceinte du temple de Mylitta et avoir
commerce avec un étranger... Aucune femme dès qu'elle
a pris place ne retourne chez elle avant que l'un de ces
étrangers ne lui ait jeté quelque argent sur les genoux
et ne l'ait emmenée hors du temple, dans un lieu où
elle s'abandonne à lui. En jetant l'argent l'étranger lui
dit : « Je prie que la déesse Mylitta te soit favorable. »
La femme ne peut, quelque modique que soit la somme,
la refuser, cet argent étant réputé sacré ; elle doit également suivre le premier qui lui en a jeté et ne peut
dédaigner personne... Elle se retire ensuite dans sa
maison ; et depuis ce moment, quelles que soient les
offres que l'on pourrait lui faire, elle ne se vendrait
pas à un autre homme. Celles des femmes qui sont
belles et grandes ont vite fini ; mais les laides demeurent
souvent longtemps avant d'avoir pu satisfaire à la loi ;

quelques-unes ont dû attendre trois ou quatre années
dans l'enceinte » (Hérodote, I, CXCIX).

La Bible dans le Livre de Baruch (Ch. VI, 43) fait
allusion à la même coutume.

Les fêtes de Byblos en l'honneur d'Adonis compor-
taient également la prostitution des femmes aux étrangers.

Il était intéressant de rechercher ce qu'il advenait en
cas de conception et si la grossesse était alors interrompue. N'ayant trouvé aucun texte, je fis appel à l'éru-
dition de M. Raymond Weill. Il voulut bien me répondre spirituellement que la question, née dans un
cerveau moderne, ne devait pas être posée. Je m'en
voudrais de résumer son argumentation subtile et je
m'excuse auprès de lui de commettre l'indiscrétion de
la reproduire :

« Qu'est-il fait de l'enfant, né ou en gestation, dans
le cas de grossesse consécutive à l'acte rituel de prostitution religieuse ?

« Je ne pense pas qu'il y ait, nulle part, de réponse
documentaire. Je ne pense pas, même, que l'Ancien
puisse poser la question, qui, du point de vue de la
religion antique, serait formidablement inconvenante-
inouïe, inconcevable. Il faut bien comprendre. La femme
qui accomplit l'acte de prostitution religieuse est pos,
sédée par le dieu ; si elle conçoit, cela est des œuvres
du dieu, et dès lors, elle n'aurait qu'à se laisser accoucher, simplement, pour que son enfant vivant fût l'enfant du dieu, aux yeux de la loi civile. Mais qu'est-ce
que la loi civile, les cadres de la société humaine,
feraient de ces vivants divins ? Des moines consacrés ?
beaucoup trop humble. Des retranchés mystérieux et

augustes, commes les infortunés animaux, en qui vivait
le dieu, et qu'on nourrissait en l'obscurité d'une chambre
de pierre, au centre du temple d'une ville de l'Egypte
antique ? misérable et impossible. Les tuer ? sacrilège
abominable, déicide. En religion antique, le fils du dieu
est dieu lui-même, intégralement et de plein droit ; ré-
ciproquement, je le note en passant, tout dieu visible
sur la terre est le fils du dieu invisible, à telle enseigne
que la théologie égyptienne posait en principe que le
Pharaon vivant — dieu sur terre — quel qu'il fût, était
le propre fils, non du roi son père, même lorsqu'il était
le successeur légitime de son père royal, mais bien
d'Amon-Ra, né de sa chair, engendré par le dieu qui
était descendu, au temps voulu, et dans un dessein
exprès, auprès de la mère du souverain. Mais en dehors
des cas de cet ordre, où classer l'enfant du dieu ? Son
existence est inconcevable, parce que le problème
serait insoluble ; d'où il ressort qu'il n'existe pas, en
d'autres termes, que le dieu ne féconde pas, ne daigne
point féconder, hors des cas très restreints où la théologie exige qu'il y ait eu, au contraire, la volonté
expresse de féconder. En d'autres termes encore, une
grossesse consécutive à une prostitution religieuse n'est
point le fait du dieu, et s'il pouvait être prouvé, par
impossible et à la suite de quelque procédure très
scandaleuse, très dangereuse parce que côtoyant de très
près le sacrilège, s'il pouvait être prouvé, dis-je, que la
femme enceinte n'a point eu de relations étrangères à
celles de l'acte rituel, on s'en tirerait encore en déclarant que le dieu n'est pas intervenu, qu'il y a eu mal-
donne, et que le simple mortel masculin qui avait agi,
n'avait ni représenté ni impliqué la divinité dans cet acte.

« A cela, j'ajouterai encore un développement touchant un point que vos questions ne soulèvent pas, celui de la réalité plus ou moins effective de l'acte de prostitution religieuse. Ici, il nous faut entrer plus profondément encore dans l'esprit et dans le mécanisme de la religion antique, dont les rites comportent une proportion de « fictif » extrêmement considérable. Principe fondamental : *l'affirmation verbale* tient lieu de son objet, *crée son objet*, à la condition d'être formulée dans les termes voulus, avec l'intonation voulue, dans les conditions de régularité, enfin, qui font l'incantation valable. C'est, comme vous le voyez, la base même de toute magie, mais les religions antiques ne sont que des magies, dont les procédés reviennent à créer la vérité et à *enchaîner le dieu* par l'incantation, qui est l'affirmation verbale opérée dans les formes. Précisons sur quelques exemples. Le Pharaon égyptien, officiant comme prêtre, dit : « Je suis le père et le nourricier des dieux », et dès lors, il est cela, positivement. Au cours de l'accomplissement des rites de l'embaumement, un officiant déclarera qu'il est Ambis, et on répétera vingt fois, au défunt présent, qu'il est Osiris lui-même ; par quoi il sera réalisé qu'en cette minute, c'est Ambis lui-même qui rappelle à la vie Osiris tué, « comme la première fois ». L'accomplissement d'un sacrifice — les exemples abondent — exige une victime humaine : au début (avant l'histoire), on a bien immolé un homme, le meilleur possible, puis on s'est restreint à prendre un criminel ou un prisonnier de guerre, puis on a cherché à aller plus loin dans l'atténuation ; on a pris un animal (procédé bien imparfait, car le dieu n'est pas aveugle !) ou, beaucoup plus subtilement, une figurine, une poupée sur laquelle on affirme, au préalable, qu'elle est une créature humaine. Tout à fait de même on donne au défunt égyptien, dans son tombeau, des serviteurs, sous la forme de figurines revêtues d'une formule qui fait d'elles des personnes vivantes. Par l'incantation, on crée des vérités, des *sujétions divines* qui sont terribles : le prêtre interprète d'un oracle, — fondateur ou héritier du fondateur — est le propriétaire d'un dieu dont il possède le secret, qu'il tient dans l'obéissance et oblige à venir à l'appel de la formule, sans que le dieu se puisse dérober. De cela, en droite ligne, procède la transsubstantiation catholique, ce prodigieux archaïsme du prêtre maître du dieu, le faisant, par le prononcé de la formule, descendre en chair et en os dans un objet matériel, et cela, bon gré mal gré (l'opération soit-elle faite, même en vue de tourmenter le dieu captif, ce qui est l'objet de la messe noire). Moins dramatiques, mais absolument semblables, sont les procédés de l'*envoûtement* du moyen âge, qui attire la personne d'un homme déterminé dans une figurine, en laquelle, ensuite, on l'honore ou on le torture. En résumé, l'incantation obtient deux sortes de résultats : elle *oblige le dieu*, et elle crée la vérité dans le sens de ce qu'elle a énoncé. A cette deuxième catégorie se rapporte l'action à laquelle je voulais en venir, touchant l'*inutilité d'une réalisation matérielle et effective* dans le cas de la prostitution rituelle.

« Il m'a toujours semblé que l'historien de l'antiquité, d'une manière générale, quand il s'agit de comprendre ou d'interpréter les choses, n'a pas assez présent à l'esprit un moyen de critique fondé en quelque sorte sur l'évidence et consistant à bien savoir que l'homme social, dans l'ensemble, reste identique à lui-même, à travers les âges, quant aux instincts, aux mobiles et au fonctionnement. Ceci autorise, dans bien des cas, pour comprendre les anciens, *à nous mettre* simplement à *leur place*, supposé que les bases du sens commun soient restées approximativement les mêmes. Essayons de procéder ainsi, pour reconstituer l'influence, sur les mœurs d'une de ces grandes fêtes de Byblos, de Babylone ou d'ailleurs qui nous occupent ici. On peut classer la population féminine impliquée dans l'obligation religieuse, en plusieurs catégories :

« 1° Les prostituées normales. La grande fête orgiaque, occasion d'un grand concours de peuple, de grandes foires ou marchés et de tout ce qui s'ensuit, ne leur peut apporter qu'un surcroît de travail et de profit, et ne modifie essentiellement rien de leur régime.

« 2° Les femmes normalement chastes ou supposées telles, et qui ont fantaisie de se dérégler : elles ont licence, ce jour-là, de le faire honnêtement, publiquement, louablement ; elles sont couvertes, si vous voulez bien me passer cette plaisanterie horrible. Mais sans doute ne leur faut-il point tant de pieuses garanties, en temps ordinaire.

« 3° Les femmes sérieusement gardées, jeunes filles de famille, gamines pubères, femmes mûres, sérieuses ou peu désirées, laides, etc., etc... Nous concevons sans peine que, pour toutes celles-là, fonctionne en un lieu voulu, dans les formes voulues, un service de *simulacre*, consistant par exemple en l'approche d'une image divine, ou même réduit au geste le plus inoffensif, voire le plus discret, suffisant, pourvu que la forme rituelle soit bien prononcée. J'oserais presque reconstituer, ici, un tableau de la fête annuelle, celui des théories de fillettes vêtues de blanc et couronnées de roses, très graves, très fières, très pénétrées du mystère attendu, pieusement conduites au temple pour cette cérémonie de leur première communion... Vraiment, il ne se passait point autre chose.

« D'où il ressort, en somme — et c'est presque de l'évidence — qu'en temps d'obligation religieuse comme en temps normal, seules concevaient les femmes qui avaient bien voulu faire pour cela le nécessaire. Entendons-nous bien encore, toutefois : cela est évident *en régime de civilisation*, de même que c'est le contraire qui est évident, qui est dans la nature des choses *avant la civilisation*, aux époques extrèmement lointaines où les religions se constituent dans les sociétés sauvages, religions toutes chaudes, toutes inexorables, toutes *vraies* enfin, totalement, au lieu d'être émoussées, atténuées comme elles le deviendront au cours des siècles. Le sauvage est le seul religieux véritable, qui meure, par exemple, d'avoir commis un sacrilège, même par mégarde, qui en meure tranquillement et simplement, par l'effet de la simple conviction qu'il doit mourir. Ce sauvage accomplit sa religion. Chez lui, la prostitution religieuse s'accomplissait rigoureusement, là où elle était ordonnée, et tout l'exposé qui précède laisse complètement en dehors de lui ce stade très lointain, qui ne peut guère être que celui du *clan*, antérieur à la cité et à la famille. Mais alors donc, il serait nécessaire de reprendre, pour le clan, la question que vous posiez : que deviennent les enfants conçus après prostitution religieuse ? Si tant est qu'elle pût se poser, la question, ici, serait toute simple. Car dans cet état primitif des sociétés humaines, que nous appelons le clan, tous les membres du clan sont consanguins, par notion fondamentale ; la famille n'existant pas encore, les femmes et les enfants sont en commun, et enfin, circonstance essentielle ici, *le dieu est consanguin avec les membres du clan*, est un membre du clan lui-même, et par suite, ses engendrés n'ont rien qui les différencie essentiellement des enfants ordinaires.

« En état de *civilisation*, d'organisation civile, répétons-le, ces conditions sont complètement renversées, et le dieu n'engendre pas, parce qu'il n'y a pas de place pour ses enfants dans la société humaine. Pour la femme, il faut différencier nettement l'acte, qui est obligatoire, et ses suites qui sont impossibles : toute femme a le devoir de s'offrir à Bacchus ou à Amon-Ra, mais conçoit-on une femme venant se déclarer enceinte des œuvres d'Amon-Ra ou de Bacchus ? Mégalomanie, sacrilège, démence. Toute femme enceinte l'est du fait d'un simple mortel, par principe absolu et en vertu de la nécessité religieuse fondamentale, de l'impossibilité radicale de donner une solution à toute situation autre. »

CONCLUSIONS

1º Le Code d'Hammurapi et la loi Mosaïque, qui souvent semble s'être inspiré du Code Babylonien, n'interdisent pas l'avortement mais prévoient simplement une indemnité pour le préjudice causé au mari par les violences d'un tiers.

2º Les Stoïciens et les Cyniques ont permis et parfois recommandé l'avortement au même titre que l'onanisme et le suicide. Si chez les Grecs, puis chez les Romains, le législateur est intervenu pour réprimer l'avortement, c'est dans l'intérêt de la société ou plus souvent, pour sauvegarder les droits du mari : ainsi le fœticide hors mariage n'est même pas mentionné. En aucun cas l'interdiction ne repose sur un principe moral ou religieux.

3º Les Védas, la Loi de Manou, l'Avesta, l'Orphisme et à sa suite le Christianisme ont condamné l'avortement et, fait remarquable, même hors mariage : c'est qu'il était pour eux un tabou violé, un crime envers Dieu ; l'intérêt de la collectivité n'est pour rien dans cette interdiction.

4º Nous n'avons de textes sur les procédés mis en œuvre pour provoquer l'avortement dans l'Antiquité, que pour les Grecs et les Romains. Ils employaient surtout les substances abortives et cherchaient à provoquer les contractions utérines par l'application de tamponnements vaginaux, imbibés de substances irritantes. La perforation de l'œuf semble avoir été moins fréquemment pratiquée. Les cas d'intoxication par absorption de préparations abortives et ceux d'infection de la cavité utérine étaient fréquents, suivis souvent d'une terminaison fatale.

BIBLIOGRAPHIE

D'Arbois de Jubainville. — La Famille Celtique.

   —   La Civilisation des Celtes.

D'Aguesseau. — Traité des Personnes.

Allemane Félix. — L'Avortement Criminel (thèse Carcassonne, 1911).

Berger Philippe. — Le Code d'Hammurapi (Leroux, 1907).

Dr Brunon. — Notes sur l'Histoire de la Médecine Ancienne.

Daremberg Ch. — État de la Médecine entre Homère et Hippocrate.

   —   Recherches sur l'état de la Médecine durant la période primitive de l'Histoire des Indous.

   —   Galien, traduction.

   —   Oribase, traduction

Dareste. — Le Code d'Hammurapi (*Journal des Savants*, octobre et novembre 1902).

Dictionnaire des antiquités de Daremberg et Sagio. — Aux mots : Abortio, Abigere partum. Amblosis.

Dictionnaire de Pauly Wissowa. — Aux mêmes mots.

Encyclopedia of religions and Ethics of Hastings. — Art. Fœticide de Crawley.

Fossey. — Babyloniaca, t. V, 1912.

Dr Galliot. — Recherches historiques ethnographiques et médico-légales sur l'avortement criminel. Lyon, 1884.

Hergott. — Soranus d'Ephèse, trad. (Nancy, 1895).

Jewish Encyclopedia. — Art. Homicide.

Julian Camille. — Histoire de la Gaule.

Hoberland Carl. — Infanticide chez les Peuples Anciens et Modernes (*Rev. Internationale des Sciences*, 1880, t. IV).

Lenormant F. — Études accadiennes.

Littré. — Hippocrate, trad.

Maspero. — Histoire ancienne des Peuples de l'Orient.

Montier. — Essais sur la Législation de l'enfant conçu, thèse Paris, 1894.

Du Moriez. — L'Avortement, 1912.

Nisard. — Traductions des auteurs latins.

Rabbinowicz. — La Médecine du Talmud.

Reinach Salomon. — Cultes, Mythes et Religions.

Dr Rouyer. — Études Médicales sur l'Ancienne Rome, 1859.

Dr Védrènes. — Celse, trad.

Verrier E. — L'Avortement Criminel chez les Anciens et les Modernes, *Revue Scientifique*, n° 21 juin 1884.

Westermarck. — Origin and development of the moral ideas, 1906, t. I.

TABLE DES MATIÈRES

MAYENNE IMPRIMERIE CHARLES COLIN

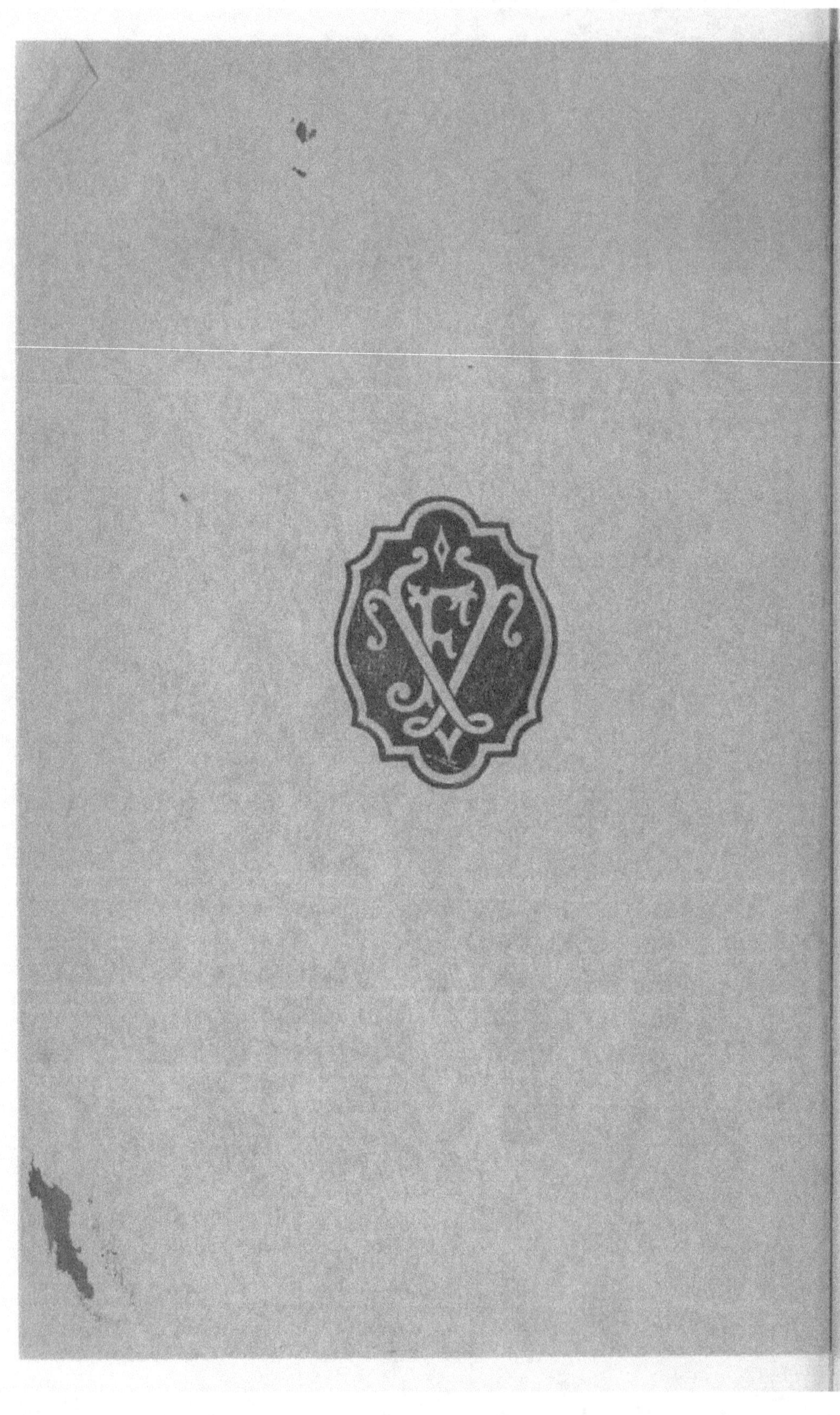